The series of Biostatistics

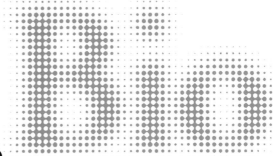

バイオ統計シリーズ ❺

シリーズ編集委員：柳川　堯・赤澤宏平・折笠秀樹・角間辰之

観察データの多変量解析
―疫学データの因果分析―

柳川　堯 著

近代科学社

◆ 読者の皆さまへ ◆

小社の出版物をご愛読くださいまして，まことに有り難うございます．

おかげさまで，(株)近代科学社は 1959 年の創立以来，2009 年をもって 50 周年を迎えることができました．これも，ひとえに皆さまの温かいご支援の賜物と存じ，衷心より御礼申し上げます．

この機に小社では，全出版物に対して UD（ユニバーサル・デザイン）を基本コンセプトに掲げ，そのユーザビリティ性の追究を徹底してまいる所存でおります．

本書を通じまして何かお気づきの事柄がございましたら，ぜひ以下の「お問合せ先」までご一報くださいますようお願いいたします．

お問合せ先：reader@kindaikagaku.co.jp

なお，本書の制作には，以下が各プロセスに関与いたしました：

・企画：小山　透
・編集：大塚浩昭
・組版：LaTeX ／藤原印刷
・印刷：藤原印刷
・製本：藤原印刷
・資材管理：藤原印刷
・カバー・表紙デザイン：川崎デザイン
・広報宣伝・営業：冨髙琢磨，山口幸治，西村知也

・本書の複製権・翻訳権・譲渡権は株式会社近代科学社が保有します．
・ JCOPY 〈(社)出版者著作権管理機構 委託出版物〉
　本書の無断複写は著作権法上での例外を除き禁じられています．
　複写される場合は，そのつど事前に(社)出版者著作権管理機構
　（電話 03-3513-6969，FAX 03-3513-6979，e-mail: info@jcopy.or.jp）の
　許諾を得てください．

バイオ統計シリーズ　刊行にあたって

　医学に関連した統計学は，臨床統計学，医薬統計学，医用統計学，生物統計学など様々な用語でよばれている．用語が統一されていないことは，この分野が急激に発展中の新興分野であり学問としてのイメージが未だ醸成されていないことをあらわしていると考えられる．特に，近年医学では根拠に基づく医学 (Evidence based medicine, EBM) が重視され，EBM 推進ツールの一つとして統計学が重視されている．また，遺伝子・タンパク質などの機能解析に関する方法論の開発やその情報を利用するオーダメイド医療の開発，さらに開発された医療の安全性の検証や有効性の証明など様々な場面で統計学が必要とされ，これら新しい分野で統計学は急激に発展している．従来の研究課題にこれら重要な研究課題を加えた新しい学問分野の創生と体系的発展が，今わが国で最も期待されているところである．

　私どもは，この新しい学問分野を「バイオ統計学」とよび，バイオ統計学を「ライフサイエンスの研究対象全般を網羅する数理学的研究」と位置づけることにした．

　バイオ統計学の特徴は，基本的にヒトを対象とすることである．ヒトには年齢，性，病歴，遺伝的特性など一人として同じ者はいない．また，気まぐれであり，研究の途中での協力拒否や転居などから生じる脱落データが多く，さらに人体実験が許されないなどの制約もある．その中で臨床試験のような一種の人体実験を倫理的な要請を満たし，かつ科学的に行うためには独特の研究計画や方法が必要とされる．また，交絡因子の影響を排除して，長期間観察して得られた観察データから必要な情報を抽出するための新しい方法論も近年急速に発展している．さらに，長期間継続観察をしなくても必要な情報が抽出できるケース・コントロール研究などの手法が発展しているし，ゲ

バイオ統計学

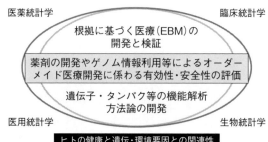

ノムやタンパク質の情報を臨床データと関連させ，オーダメイド医療へ道を開く統計的方法も急速に発展している．

本シリーズは，バイオ統計学が対象とする「臨床」，「環境」，「ゲノム」の分野ごとに具体的なデータを中心にすえて，確率的推論，データ収集の計画，データ解析の基礎と方法を明快に分かりやすく述べたわが国初めてのバイオ統計学テキストシリーズである．シリーズの構成は，次のようである．

第 1 巻：バイオ統計の基礎 ─ 医薬統計入門
　　　　ベイズの定理とその応用，統計的推定・検定，分散分析，回帰分析，ロジスティック回帰分析の基礎を解説する．

第 2 巻：臨床試験のデザインと解析 ─ 薬剤開発のためのバイオ統計
　　　　バイオ統計学の視座に基づいて臨床試験のプロトコル作成，症例数設計，さまざまな研究デザインと解析の要点を数理的・系統的に解説する．

第 3 巻：サバイバルデータの解析 ─ 生存時間とイベントヒストリデータ
　　　　生存時間データ解析とイベントヒストリデータ解析の基本的な考え方，数理，および解析の方法を懇切丁寧に解説する．

第 4 巻 ：医療・臨床データチュートリアル —— 医療・臨床データの解析事例
集　臨床データの実例とデータ解析の事例を集め，解説と演習を提
供した本シリーズのハイライトとなる事例集である．

第 5 巻 ：観察データの多変量解析 —— 疫学データの因果分析
観察データはバイアスや交絡因子の影響から逃れることができない．
これらの影響を最小にする工夫として，従来の疫学的方法論に加え，
新しく発展したプロペンシティ・スコア法やカテゴリカルデータ解
析法を解説する．（本書）

第 6 巻 ：ゲノム創薬のためのバイオ統計 —— 遺伝子情報解析の基礎と臨床応
用　ゲノムサイエンスの基礎，および遺伝子情報の臨床利用に関わ
るバイオ統計学として遺伝子マーカー解析を解説する．

　本シリーズの各巻は，久留米大学大学院医学研究科バイオ統計学修士課程，
東京理科大学医薬統計コース，富山大学医学部，新潟大学医学部などにおい
て過去 4 年間にわたって行われた講義の講義ノートに基づいて執筆されてい
る．したがって，簡明で，分かりやすい．また，数式なども最低のレベルに
おさえられており，臨床試験にかかわる医師，薬剤師，バイオ統計家，臨床
コーディネータ (CRC) などが独習できるように工夫されている．本シリーズ
の各巻がバイオ統計学テキストとして大学や社会人教育の場において，広く
採用され，バイオ統計学発展の礎となればこれに優る喜びはない．

　最後になるが，本シリーズは平成 15 年度文部科学省科学技術振興調整費
振興分野人材養成プログラムに採択され久留米大学大学院医学研究科に開設
されたバイオ統計学修士・博士課程講義の中から生まれた講義テキストを編
集し直したものである．ご支援いただいた文部科学省科学技術・学術政策局，
独立行政法人科学技術振興機構 (JST)，ならびに久留米大学の皆様に心より
感謝申し上げる．

シリーズ編集委員一同

柳川　堯，赤澤　宏平，折笠　秀樹，角間　辰之

まえがき

本書は，観察研究から得られたデータの解析の考え方や解析の方法を解説したテキストである．

医学研究は，介入研究と観察研究に大別される．介入研究は，ランダム化や割り付けによって行われる一種の人体実験である，その典型は薬剤の二群比較臨床試験である．これに対して観察研究は，ランダム化や割り付けを行わない研究であって，観察追跡研究，断面研究，患者対照研究とよばれる様々な研究様式がある．

ヒトを対象とする医療や医学に関する研究では，人体実験ができないなどの制約のため観察研究が行われることが多い．ヒトは一人ひとり異なっている．特定の疾患に罹る人もいるし罹らない人もいる．病歴，生活習慣などもすべて異なる．このような中で，ランダム化や割り付けを行わない観察研究を行うと，よほど用意周到な研究計画を立てない限り個体差や背景因子などの相違による影響を受け，得られた結果の再現性が怪しくなる．再現性をもたない研究結果は，科学的価値ゼロである．

本書は，対照群を設定して行われる観察比較研究に焦点を絞り，まず，観察研究を天真爛漫に行った時に生じる深刻なバイアスや間違った結果を具体的に紹介し観察研究の難しさを明らかにする．次に，観察研究を慎重に実施しても生じる可能性がある交絡因子の影響や，統計モデリングによって生じる結果のいかがわしさを指摘し観察研究の特徴を紹介する．続いて，観察研究を行いながら介入試験と同じ結果を得ることが出来る研究計画の立て方と解析の仕方を紹介し，最後に観察追跡研究，断面研究，患者対照研究につい

vi

て個別的方法を紹介する.

　久留米大学大学院バイオ統計学群では設立以来,観察データ解析をカリキュラムの3本柱の一つとして重視し,バイオ統計センタースタッフで手分けして講義するとともに,折笠秀樹（富山大学 医学部 医学科教授）,佐藤俊哉（京都大学大学院医学研究科医療統計学教授）,吉村健清（産業医科大学名誉教授）,中尾裕之（宮崎県立看護大学教授）など学界をリードしてこられた錚々たる学者の方々に観察研究特論の講義をしていただき立派な講義ノートを残して頂いた. 医学における観察研究は,伝統的に疫学者とよばれる医師が担当して長い歴史の中で研究方法が確立している. 他方,近年は観察臨床研究とよばれる臨床研究を対象とする疫学手法も発展しており,複雑な統計解析法が提案されている. 両者は同じ方法論でありながら対象分野の違いによって異なる用語で語られたり,一方の情報が他方に伝わらず分野内に留まってることも多い. これを反映して,観察研究特論で残して頂いた先生方の講義ノートは,個別的には大変立派であったが統一的な視点から見ると不満が残った.

　バイオ統計学のカリキュラムとして,疫学と臨床医学で発展した方法を融合し統一化したテキストが必要不可欠であるという思いを抱いた. 本書はそのような強い思いの中で執筆した. 本書が,その目的を満たし,わが国のバイオ統計学教育に役立てば幸いである.

　本書の出版に関しては,近代科学社社長の小山 透さんと大塚浩昭さんに大変お世話になった. お二人の叱咤激励なしに本書の出版はあり得なかった. 心より感謝申し上げたい. また,本書の最終稿を精読し語句や数式のミスプリントを指摘していただいた久留米大学医学研究科バイオ統計学博士課程4年生の野村一暢君に心より感謝したい.

柳川　堯

2016 年 3 月 31 日

目　次

第1章　観察データ　　1

1.1　観察研究とは何か . . . . 　1
　　1.1.1　介入研究 . . . . 　1
　　1.1.2　観察研究 . . . . 　3
1.2　観察研究の奇怪 . . . . 　10
　　1.2.1　交絡 . . . . 　11
　　1.2.2　第3因子の選び方で結果がころりと変わる . . . . . 　14
1.3　リスク因子と交絡因子 . . . . 　18
1.4　第1章のエピローグ . . . . 　19
　　1.4.1　探索的データ解析 . . . . 　20
　　1.4.2　研究計画書 . . . . 　21

第2章　評価尺度　　23

2.1　基本 . . . . 　23
2.2　例 . . . . 　25
　　2.2.1　死亡率 . . . . 　25
　　2.2.2　年齢調整死亡率 . . . . 　26
　　2.2.3　発生率，り患率 . . . . 　32
　　2.2.4　生存率，再発率 . . . . 　34
2.3　パラメータの推定 . . . . 　34

viii　目　次

2.3.1	考え方	35
2.3.2	二項分布	35
2.3.3	尤度関数	37
2.3.4	最尤推定量	38
2.3.5	推定値の精度	39
2.3.6	信頼区間	40
2.3.7	指標とその信頼区間	40
2.3.8	指標の具体例とその精度	41
2.3.9	センサードデータに基づく推定	47
2.4	比較の尺度	53
2.4.1	リスク差	54
2.4.2	リスク比	55
2.4.3	過剰リスク	58
2.4.4	オッズ比	59
2.5	評価指標の特徴	61
2.5.1	バークソンのパラドクス	61
2.5.2	比較の尺度の推定値	62
2.5.3	評価指標の特徴	63
2.6	第2章のエピローグ	64

第3章　ロジスティックモデル　　　67

3.1	はじめに	67
3.2	基本的枠組み	67
3.3	ロジスティックモデルの定義	69
3.4	ロジスティックモデルの特徴と性質	69
3.4.1	ロジスティック変換	69
3.4.2	回帰係数の意味	70
3.5	一般的なロジスティックモデル	74

目　次　　ix

3.6	関連性が強い二つ以上の説明変数をモデルに入れると間違う.	76
3.7	第 3 章のエピローグ.	79

第 4 章　グラフィカルモデリング　　81

4.1	はじめに	81
4.2	相関係数と偏相関係数	82
	4.2.1　相関係数	82
	4.2.2　偏相関係数	85
	4.2.3　Dempster の共分散分析	86
4.3	偏相関係数と重回帰モデル	88
4.4	X_1, X_2, X_3 が連続型変数でないとき	91
4.5	第 4 章のエピローグ	92

第 5 章　観察追跡研究の数学的基礎　　95

5.1	観察追跡研究の原理	95
	5.1.1　バイアス	95
	5.1.2　臨床研究の 3 原則	98
	5.1.3　ランダム化追跡研究	99
5.2	観察追跡研究	104
	5.2.1　Rosenbaum-Rubin の数理	107
	5.2.2　Rosenbaum-Rubin 理論に対する批判	111
5.3	効果の指標にオッズ比を用いる理論	113
	5.3.1　オッズ比	113
	5.3.2　数学的理論化	117
5.4	傾向スコア	130
	5.4.1　傾向スコアの定義	130
	5.4.2　傾向スコアの性質	130

x　目　次

5.5　傾向スコアの推定 134
　　5.5.1　問題となる点はどこにあるのか 134
　　5.5.2　$e(x)$ の推定 135
5.6　傾向スコアの適用 141
　　5.6.1　適用手順の概略 141
5.7　第 5 章のエピローグ 143

第 6 章　観察追跡研究　　　　　　　　　　　　　　　145

6.1　はじめに 145
6.2　乳がん再発の研究 147
　　6.2.1　データの概要 147
　　6.2.2　傾向スコアの推定 148
　　6.2.3　データの解析 153
6.3　傾向スコアが有効であるとは限らない 157
　　6.3.1　第一の問 157
　　6.3.2　傾向スコアの限界 160
6.4　久山町研究の解析 161
　　6.4.1　研究の概要 162
　　6.4.2　基礎知識の準備 162
　　6.4.3　ハザード比のモデル化 167
　　6.4.4　久山町コホートデータへの適用 173
6.5　第 6 章のエピローグ 178

第 7 章　断面調査　　　　　　　　　　　　　　　　　　179

7.1　単変量解析 179
　　7.1.1　多変量解析 185
　　7.1.2　中学生の視力低下要因調査への応用 189

目　次　xi

7.2　第 7 章のエピローグ 197

第 8 章　患者対照研究　　201

8.1　患者対照研究とは 201

　　8.1.1　患者対照研究の原理 201

　　8.1.2　患者対照研究の特徴 203

8.2　サリドマイド薬害事件 206

8.3　多変量解析 212

　　8.3.1　条件付きロジスティックモデル 212

　　8.3.2　1 対 M マッチングされた多変量データの解析 213

8.4　適用例 219

8.5　第 8 章のエピローグ 222

索　引　　225

第1章 観察データ

　ヒトを対象とする医療や医学に関する研究では，人体実験ができないなどの制約のため，観察によってデータがとられ比較研究が行われることが多い．これらのデータを通常の数理統計学のテキストで学んだ方法で統計解析すると多くの場合，「間違う」．観察によってとられた医療や医学にかかわるデータにはヒトの個体差や気まぐれから生じる大きなバイアスやノイズが含まれており，にもかかわらず数理統計学で学ぶ統計解析法は，多くの場合，理想的に管理された環境から生み出されるデータを前提にしており両者の間には大きなギャップがあるからである．本章では，観察研究とは何か，観察研究から得られるデータの特徴は何か，その解析のどこに難しさがあるのかについて解説を行う．

1.1 観察研究とは何か

　観察研究 (observational study) とは何か，を理解するためには観察研究でない研究，すなわち**介入研究** (intervention sdudy) とよばれる研究について考えると分かりやすい．まず，次節で介入研究を紹介し，次に介入研究と対照させながら観察研究を紹介する．

1.1.1 介入研究

　臨床研究に関する倫理指針によると介入研究とは「研究者等が研究対象者の集団を原則として 2 群以上のグループに分け，それぞれに異なる治療方法，予防方法その他の健康に影響を与えると考えられる要因に関する作為又は無作為の割付けを行って，結果を比較する研究」とされている [1]．

---

[1] 臨床研究に関する倫理指針（平成 15 年厚生労働省告示第 255 号）

2　第1章　観察データ

　介入研究の一つの典型例として，薬剤の効果と安全性を調べる目的で行われる**無作為化（ランダム化）二群並行比較試験**とよばれる試験について考えてみよう．この試験は患者を2群に分け一方の群の患者に新しい薬剤，他方の群の患者に偽薬（プラセボ）あるいは標準薬を一定期間服用してもらい両群の有効率と安全性を比較する試験である．前者を**試験薬群**，後者を**対照群**という．

　薬剤の有効性や安全性は対照群と比較してはじめて明らかにすることができる．解明された結果は，データがとられた特定の施設だけでなく日本全体，あるいは世界各国の医療機関で再現性をもたなければならない．

　患者は一人ひとり年齢，性別，疾患の重篤さ，病歴，臨床検査値，生活習慣，居住地など（これらの因子を**背景因子**という）がすべて異なる．同じ患者は二人といない．この事実を無視して治験薬群と対照薬群を比較しても，さまざまな**偏り（バイアス）**が結果をゆがめることになり再現性をもつ研究など「遠い世界の夢物語り」となる．臨床試験は，疾患に苦しむ患者の参加を得てはじめて成り立っているのであって，再現性をもたないずさんな研究を行うことは倫理的に絶対に許されるものではない．バイアスの混入を避けるためランダム化二群並行比較試験で行われる主な工夫を見てみよう．

A. ランダム化割り付け

　もし，新しい薬剤を服用する治療薬群の患者の方に対照群の患者よりも年齢が若い患者あるいは病状が軽い患者が多ければ，新しい薬剤に効果がなくても治療薬群の治癒率は対照群の治癒率よりも高くなり，新しい薬剤の方がよく効くと判定される．患者の選択の仕方によって生じるこのようなバイアスは**選択バイアス**(selection bias) とよばれている．

　選択バイアスを排除して両群の比較可能性，いいかえれば比較結果の再現性を確保するため，ランダム化二群並行比較試験では試験薬を服用してもらう患者と偽薬（プラセボ）あるいは標準薬を服用してもらう患者は，くじ引きで選択される．くじ引きで選択することを**ランダム化割付け**という．

B. 二重目隠し

　対照群の患者に使用される薬剤が偽薬（プラセボ）の場合，対照群に割り付けられた患者が自分が服用している薬剤がプラセボであることを知ると意欲を失い治療成績が落ちる傾向が強いことが知られている．この結果，生じるひずみを**情報バイアス**という．また，医師は患者の治癒を至上目的としていることから，医師側からも情報バイアスが生じる．例えば，自分が担当する患者がプラセボを服用していることを知ると，医師は患者の治療を重んじるあまり試験薬群で使用されている薬剤を使ってしまうことがある．新しく開発された薬剤は，従来の薬剤が効かなかった患者に効く目的で開発されたなどの情報が耳に入ったりするからである．

　ランダム化 2 群並行臨床試験では，情報バイアスによって結果が左右されないように多くの場合，患者および医師の両方に対して使用している薬剤の情報は隠すという処置が行われる．患者および医師の両方に対して薬剤情報を目隠しで行う試験は**二重目隠し試験**，あるいは**二重盲検試験 (double blind test)** とよばれる．

1.1.2　観察研究

　観察研究は，介入研究のようなランダム化や割付けを行わない研究である．疫学研究に関する倫理指針[2] によると観察研究は，疫学研究（明確に特定された人間集団の中で出現する健康に関する様々な事象の頻度および分布並びにそれらに影響を与える要因を明らかにすることを目的として行われる科学的研究），および臨床研究であっても通常の診療の範囲内で行われる医療行為における記録、結果および当該医療行為に用いた検体等を利用する研究は，ランダム化、割付け等を行わなければ観察研究であるとされている．特に，後者は，**臨床的観察研究**とよばれることもある．

　同じヒトは二人といない．ヒトは一人ひとり年齢，性別，臨床検査値，生

---

[2] 疫学研究に関する倫理指針（平成 20 年 12 月 1 日 文部科学省，厚生労働省）

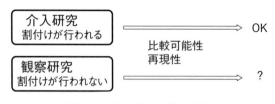

図 1.1　介入研究と観察研究

活習慣，病歴，居住地などの背景因子がすべて異なっている．したがって，ランダム化割り付けを行わずに行う観察研究では，比較する両群の背景因子の分布は同一ではありえない．上の介入研究のところで述べたように年齢一つをとってもそのインバランスはゆゆしいバイアスを生み，研究結果の再現性が失われる．ランダム化割付けに対応する何らかの工夫を行い両群の比較可能性および結果の再現性を確保するための最大の努力が必要である．そうでなければ観察研究は徒労に帰すばかりでなく間違った結果さえ世の中に垂れ流すことになる．先を急ぐ前に，そのような事例をいくつか見ておきたい．

A．対照群設定の意義

上に述べた介入研究では試験薬の効果と安全性を調べるために対照群が設定され，対照群と比較することによって試験薬の効果と安全性を解明するという手続きがとられた．対照と対比することによって物事を明らかにするという手続きは科学全般に関する方法論の基本であって観察研究もその例外ではない．にもかかわらず，対照群を設定しないで実施される観察研究が散見される．次は，対照群を設定しなかったため深刻な間違いをおかした事例である．

例 1.1　大分みどり荘事件

1981 年大分市のみどり荘アパートで女子大生殺人事件が発生し隣室の青年が被疑者として逮捕された．被疑者は第一審で無期懲役の判決を受けたが無罪を主張して福岡高裁に上告した．著者は弁護士に要請されその上告審に関与し，被疑者を無罪にすることができた．第一審の無期懲役の判決の根拠と

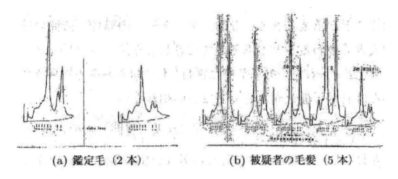

図 1.2 毛髪中の化学物質

なったのは，次の事実であった．図 1.2(a) は殺人現場に残された 2 本の毛髪中のカルシュウム (Ca)，カリウム (K)，硫黄 (S) の量をマイクロアナライザという測定機器で測定した結果である．DNA 鑑定が導入される前には，このような資料が犯人特定に使われていた．裁判に提出された鑑定書から直接コピーしたので図は鮮明でないが，縦軸が化学物質の量，ピークに対抗する横軸が右端から順に Ca, K, S である．図 1.2(b) は被疑者から採取された 5 本の毛髪中の Ca, K, S の量のピークパターンである．両者を比べてみよう．2 本の鑑定毛のいずれもが被疑者の右端と右端から 4 番目の毛髪中の化学物質の量と同じパターンをしていることが分かる．担当検事および 3 人の裁判官はいずれも図を見て，現場に残された毛髪は疑いもなく被疑者の毛髪であると判定し，それが無期懲役判決の主な要因となった．

何だかおかしいのではないだろうか．

- 毛髪中の化学物質は，食物を通して体内に摂取される．日本人の多くは類似した食物を摂取している．とすれば，日本人多数の毛髪中の Ca, K, S の量もまた図と類似のピークパターンを示してもおかしくないのではないか．
- もしそうなら，鑑定毛と被疑者の毛髪中の Ca, K, S の量ピークパターンが類似しているからといって，鑑定毛が被疑者の毛髪であるとは断定できないではないか．

6   第1章　観察データ

著者は控訴審でこのような主張を行った.

　もっと一般的にいえば,A と B の一致性を明らかにするには,A, B の類似性だけでは駄目で,第三者(対照)をとって対照と B の非類似性を明らかにしなければならないということである.

　著者は,第三者(対照)の毛髪の分析結果を探し出して法廷でこの主張を実証した.裁判官は,著者の指摘の妥当性を理解したものの慎重を期すため資料を当時開発されたばかりの DNA 鑑定で鑑定することに決定した.しかし,提出された DNA 鑑定の結果には人為的な操作が加えられており,それを弁護側に見破られ,最終的に被疑者は無罪の判決を得た.この事例は,DNA 鑑定から常に正しい結果が得られるとは限らないことを示した我が国第一号事例としも広く知られている.

　対照をとって比較することは,この例で示されたように決定的に重要である.

B. 選択バイアス

　上では,選択バイアスを 2 群並行臨床試験における対照群の作り方に視点を置いて説明した.しかしながら,例え比較可能な対照群を設定することが出来ても観察研究では,次の例で示されるように選択バイアスが生じることがある.

例 1.2　平均への回帰

　くり返し述べるように,ヒトは一人ひとり年齢,性別,臨床検査値,生活習慣,病歴,居住地などの背景因子がすべて異なっている.ランダム化せずに 2 群を比較するときこれらの背景因子のひずみがバイアスをもたらし比較結果の再現性を確保するのが難しくなる.背景因子の影響を排除するためによく適用される研究デザインに **pre-post 比較**とよばれるデザインがある.同一患者の評価指標を処置を行う前後で比較するデザインである(図 1.3 参照).同一の患者の処置の前後を比較するのであるからこのデザインは患者の個体差の影響を受けない.処置の前 (pre) を対照群,処置の後 (post) を処置群と

みなすと比較可能性を確保した上での二群比較のデザインである．大変理にかなっており問題がないように見えるが pre-post 比較には，次の例に見られるような選択バイアスの影響を受けることがある．

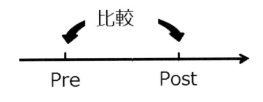

図 1.3 pre-post 試験

事例　歯の咬合性バランス調整と低体温症改善との関連性を示すため，バランス調整前に体温測定を行い，体温が一定値以下の患者を重度低体温群と定め，重度低体温群患者の体温をバランス調整後に再び測定 (post) し，調整前の体温 (pre) と比較した．この結果，pre に比べ post の体温が有意に増加していた．よって，歯の咬合性バランス調整は低体温症を改善するというエビデンスが得られたとする論文がある．

果たしてこの研究結果は再現性をもつのであろうか．体温が極めて低い患者の中には，たまたま極めて低かった患者が中に含まれており，その患者たちの体温は，放っておいても時間がたてば通常（平均）に近い体温に戻るのではないか．さらに体温にはバイオリズムがあり上がったり，下がったりを繰り返しているのではないか．重度低体温群患者の体温は，放っておいても上昇するのではないか．つまり，pre と比べて post の体温が上昇していても，それがバランス調整の効果とはいい切れない，見せかけの効果である可能性が強い．

患者には自然治癒する力がある．よって，pre でそのような患者を選択すれば治療に効果がなくても効果ありと出やすい．見せかけの効果である．pre での患者の選択によって生じる見せかけの効果を生むこのようなバイアスのこ

8   第 1 章　観察データ

とを**平均への回帰** (regression to the mean) によるバイアスという. pre-post
比較は平均への回帰によるバイアスの影響を受けやすいので, そのデザイン
には注意深い配慮が必要である.

平均への回帰によるバイアスは, 患者の選択から生じた. これは, 薬剤の二
群比較で一方の群に若い患者が多いことなどから生じるバイアスと同じ種類
のバイアスである. これを**選択バイアス** (selection bias) という. 選択バイア
スは, 次の例に示されるように, 一部分から全体を推測するときにも生じる.

例 1.3 アラスカの異常出産

表 1.1 は, アラスカの病院でとられた異常出産データである. このデータは
折笠秀樹教授 (富山大学医学部) のテキスト[3]で与えられたものである. 選
択バイアスを説明するために人為的に作られた例のようであるが, ここでは
データだけを利用させていただきストーリを勝手に独り歩きさせる.

　　研究の目的：アラスカの夏季と冬季の異常出産の比較
　　研究対象：病院で出産した母親 462 名
　　研究方法：研究対象を夏季出産群と冬季出産群に分け両群の異常出産
　　　　　　　割合を比較する.

研究の結果は, 表 1.1 に与えられている. 表より, 異常出産の割合は夏季が
7.8%, 冬季は 11.7%で, 冬季の方が夏季よりも大きい.

母親の年齢, 出産回数などが両群でほぼ変わらないことが確かめられ, さ
らに病院で出産した母親に対象を制限したことによって両群の比較可能性は
確保されている.

この結果「アラスカでは, 冬季の異常出産率は, 夏季より高い」と報告す
ることができるであろうか.

表 1.2 は同時期に自宅出産を対象にして行われた同様な調査結果である. 表
より異常出産の割合は夏季が 10%, 冬季は 2.5%で, 夏季の方が冬季よりも

---

[3] 出典：折笠秀樹著「臨床研究デザイン」真興交易医書出版部, 1996 年.

表 1.1 アラスカの異常出産：病院出産を対象とした調査の結果

季節	出産数	異常出産数	平均出産時間
夏季（4 ヶ月）	180	14 (7.8%)	8.0
冬季（8 ヶ月）	240	28 (11.7%)	10.5

大きい．病院出産の場合とは，逆の結果である．

　研究の目的は「アラスカの夏季と冬季の異常出産の比較」であった．上の結果は，比較可能性が満たされているからといって，病院出産の母親だけを研究対象として得た結果をアラスカ全体の結果とすると間違うことを示している．これもまた，研究対象の選択によって生じる選択バイアスの一つである[4]．

　一部の結果から全体についての推測が可能なためには，以下に紹介するランダムサンプリングが原則必要である．選択した特定の研究対象が選択バイアスを生むからである

表 1.2 アラスカの異常出産：自宅出産を対象とした調査の結果

季節	出産数	異常出産数	平均出産時間
夏季 (4 ヶ月)	20	2 (10%)	8.0
冬季 (8 ヶ月)	160	4 (2.5%)	4.0

C. ランダムサンプリング

　アラスカ全体についての知見を得るのが目的なら，病院出産，自宅出産の区別なくアラスカ全体から無作為（ランダム）に選ばれた母親を研究対象としなければ研究目的を達成することはできない．

　政権の支持率など各新聞社は世論調査をよく行っているが，せいぜい 2 千人

---

[4] 折笠教授のテキストでは，病院出産と自宅出産で結果が変わる理由としてアラスカの冬は過酷なため病院に行くのが難儀で，病院出産するのは異常出産の可能性が高い婦人があえて病院で出産する可能性の高いことが指摘されている．

程度の有権者から求めているにすぎない．結果を国民全体の有権者の支持率とみなすことができる根拠は，アンケートを受ける有権者が注意深くランダムに選択されていることにある．各社のアンケート対象者が異なるのに対して各社ともに類似の支持率を出すことができるのも，ランダムに選択されているからである．ランダムに選択することを**ランダムサンプリング** (random sampling) という（図 1.4）．

比較研究では，比較可能性が満たされていれば十分というわけではない．比較結果の再現性も重要である．比較結果の再現性とは，他の地区の患者，他の施設の患者や他の医師が行っても同様な結果が得られる，ということである．ランダムサンプリングは，介入研究，観察研究を問わず，部分（標本）から得られた比較結果を全体（母集団）に適用できる，つまり比較結果の再現性を確保するために不可欠な方法である．

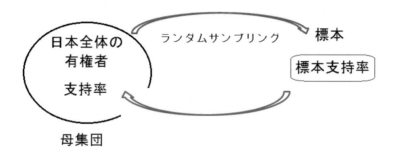

図 **1.4** ランダムサンプリング

1.2 観察研究の奇怪

観察研究は，注意深く行わなければ様々な"奇怪な"結果を得る可能性がある．本節では，そのような事例をいくつか紹介する．

1.2.1 交絡

A. 飲酒は肺がんのリスク要因である

そんな馬鹿な，というのが医学関係者の反応であろう．飲酒は肺ガンのリスク要因でないことは医学的に明白であるからである．しかしながら，飲酒と肺がんの関連性を観察研究によって調べると，飲酒と肺ガンに関連性が見出される．なぜであろうか．

酒を飲んでいる人を注意深く観察すると煙草をふかしながら飲んでいる人が多い，つまり飲酒をする人の中には，しない人よりも喫煙者の割合が高い（飲酒と喫煙には**正の相関がある**という）．他方，喫煙は肺がんのリスク因子である．よって，飲酒と肺がんに関連性がなくても飲酒 → 喫煙 → 肺がんという経路（バイパス）を経由し飲酒と肺がんが関係してくるのである（図1.5）．

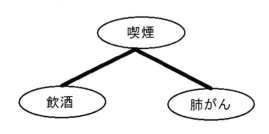

図 1.5　飲酒-肺がんの見せかけの関連性

もう少し詳しく見てみよう．飲酒と肺がんの関連性を調べるためには，ある一定量の酒量を習慣的に飲むグループ（飲酒群）と非飲酒群（対照群）を設定し，両群の肺がんになる人の割合を比較すればよい．このとき対照群よりも飲酒群の方に喫煙者が多ければ，喫煙は肺がんのリスク因子であることから，飲酒群の肺がんになる人の割合は対照群の肺がんになる人の割合よりも大きくなる．つまり，見せかけの関連性が生じる．見せかけの関連性を与

12 第1章 観察データ

表 1.3 併用療法の方が単独療法よりも改善率が低い

治療法	改善	非改善	計
単独療法	116 (58%)	84 (42%)	200
併用療法	84 (42%)	116 (58%)	200

える喫煙のような因子のことを一般に**交絡因子** (confounding factor) という.
介入研究ではランダム化を行い両群の喫煙者の割合をバランスしているので
交絡因子の影響は考えなくてもよい. しかし, 観察研究では割付けが行われ
ないため常に交絡因子の影響で見せかけの関連性（非関連性）が生じる危険
がある.

B. シンプソンのパラドクス

表 1.3 は, 疾患 D に対してある地区の病院で実施された治療法の成績を数
年間にわたってさかのぼって調査したデータをまとめた表である. 治療法は
外科的治療単独の場合と外科的治療に内科的治療を併用した場合に大きく分
けてある. 表より, 単独療法の改善率は 58%, 併用療法の改善率は 42%で,
併用療法の改善率は単独療法の改善率より低いことが分かる.

何かおかしいのではないか. 単独療法が併用療法より良いなんて信じられ
ない.

表 1.4 は, 同じ調査から得られたデータを, 患者の重症度を考慮してまと
めなおした表である. 表より, 例えば治療開始時に軽度と判定された患者の
改善率は, 単独療法が 5%, 併用療法が 10%で併用療法の改善率の方が高い.
中症度および重症度のいずれのカテゴリーに属する患者も, 併用療法の改善
率の方が単独療法の改善率よりも高い. この表からは併用療法の方が単独療
法よりも高い改善率をもつといえる. 上とは逆の結果である.

なぜ, このような逆の結果が起こったのであろう？

表 1.4 を見れば明らかなように, 併用療法の方が単独療法よりも多くの重

表 **1.4** 併用療法の方が単独療法よりも改善率が高い

患者の重症度	治療法	改善	非改善	計
重	単独療法	2 (5%)	38 (95%)	40
	併用療法	10 (10%)	90 (90%)	100
中	単独療法	24 (40%)	36 (60%)	60
	併用療法	36 (60%)	24 (40%)	60
軽	単独療法	90 (90%)	10 (10%)	100
	併用療法	38 (95%)	2 (5%)	40

症患者に適用されている．さらに重症度は治癒に関連している．よって，上の例と同様に患者の重症度が交絡因子である（図1.6 参照）．

観察研究では，よほど注意して交絡因子の影響をブロック[5]しなければこのような逆転が頻繁に起こる．このデータでは，性別や年齢は取り上げていないが，性別，年齢は多くの場合，交絡因子であり，さらにこれらも単独療法群と併用療法群の間でバランスがとれていない可能性があり，評価の結果に影響を与える可能性がある．

表 1.4 のような複雑な分割表（3×2×2 表）を併合して表 1.3 のような簡単な表（2×2 表）を作成して評価を行うと関連性が消えたり，結果が逆転したり，あるいは見せかけの関連性が生じることはシンプソン (Simpson, E.H.) によってはじめて報告され[6]，統計学の世界では**シンプソンのパラドクス**とよばれている．

交絡因子の影響をブロックする基本は層別である．つまり，患者の重症度を軽度，中等度，重度の3カテゴリーに層別し，各層の中で単独療法と併用療法を比較すれば治療法の改善率を患者の重症度の影響を除いて比較できる．誰にでもその妥当性が直観的に理解できる基本である．しかしながら，表 1.4 のようにすべての層で併用療法の改善率が高く出る場合は限られており低く出る層があるため，層別して得られた各層の結果を要約して統計的に検定し

---

[5] 影響を受けるのを妨げることをブロックするという．

[6] Simpso, E.H.: The interpretation of interaction in contingency table. *J. Royal Statistical Society*, B (1951)

たり推定したりすることも必要になる．

　基本は層別とはいっても，ことはそんなに単純ではない．上でも指摘したように重症度以外にも性別，年齢，あるいはこれら以外の中にも交絡因子があるかもしれない．沢山ある背景因子の中でどれが交絡因子であるのか，どのようにして特定すればよいのか，という問題があるからである．

　その上，例え交絡因子が特定できたとしても，その数が多ければ層別による調整は難しい．例えば，2値の交絡因子が10個あるとすると $2^{10} > 1000$ 以上の層が必要になり，データの個数がよほど多くない限りデータ数＝ゼロのセルが多出し安定した結果が得られなくなるからである．幸い，近年**傾向スコア** (propensity score) とよばれる武器が開発され，交絡因子の個数が多くてもこのスコアで層別すれば交絡因子の影響が調整できることになった．これらに関する考え方や方法について本書5.5節で解説する．

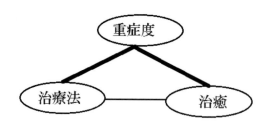

図 1.6　治療法-治療成績の見せかけの関連性

1.2.2　第3因子の選び方で結果がころりと変わる

　上の例で見せかけの関連性が指摘できたのは，喫煙，飲酒，肺がんの3因子間に十分な医学的知識があったからである．しかし，このようなことはまれである．一般に，研究はこのような知識がない場合に，何らかの知見を得るのを目的として行われるからである．以下は，その一つの例である．

　十数年前，環境ホルモンとりわけダイオキシンの健康への影響が我が国で

社会的問題となった．母乳は，食物をとおしてダイオキシン，農薬，PCB 等の環境化学物質によって汚染されている．健康への影響があるとすると，その影響を真っ先に受けるのは乳幼児のはずである．母乳を摂取する乳児に，これらの汚染物質によって何らかの悪い影響が出ているかもしれない．そのエビデンスを探究するため九州大学の長山淳哉博士が研究班を立ち上げ著者も加わる機会を得た．次は，その研究からの話題提供である．

　話を簡単にするため，ここでは乳児の甲状腺刺激ホルモン (TSH)[7] と母乳中のダイオキシンとの関連性に焦点をしぼる．上に述べたように母乳は農薬や PCB にも汚染されている．母乳中に含まれる数種類の汚染物質が測定されたが，ここでは特にダイオキシン (DXN)，PCB および DDT を取り上げる．PCB は，カネミ油症事件の原因物質である．PCB に汚染された食物を摂取したことによって幼児に健康被害が出ている毒性物質である．また，DDT は健康に被害を与えるものとして 1992 年にわが国で製造販売が禁止された農薬である．

　一般にボランティアの母親から得られた汚染データは，その多くが低汚染であり乳児の THS への影響も微小であることから，この層からリスク評価のための有益な情報は得難い．そこで，汚染値が分布の平均値未満を低汚染群，75%値以上を高汚染群と 2 群に分け，さらに乳児の TSH も分布の平均値以下（低 TSH 群）と 75%値以上（高 TSH 群）に分類して，目的変数を TSH，説明変数を DXN とし第 3 の因子として DDT だけを説明変数に加えた場合と PCB だけを加えた場合を考えてロジスティックモデル[8] で解析を行った．各モデルから得られたダイオキシン (DXN) のオッズ比と p 値は，次のとおりであった．

　なお，オッズ比の定義や意味は 2 章の 2.4.4 節で与えている．ここでは，DXN の TSH に対するリスクの強さを表す尺度でオッズ比が 1 より大きければ大きいほど DXN の TSH に対するリスクは高いという程度に理解しておけば十分である．また，p 値は，有意水準を 10%に定めておけば $p < 0.1$ の

---

[7] 乳幼児の脳の成長などに関連する甲状腺ホルモンの分泌を促進するペプチドホルモン．
[8] ロジスティックモデルは本書 3 章に解説されている．

16   第 1 章　観察データ

とき有意水準 10%で DXN と TSH には有意な関連性があると判定される．他方，$p \geq 0.1$ のとき有意水準 10%で DXN と TSH に関連性があるというエビデンスは検出できなかったと判定される．

第 3 の因子として DDT だけを加えた場合：
　　DXN のオッズ比=1.65 ($p = 0.58$)，
　　DDT のオッズ比=2.51 ($p = 0.31$)．
第 3 の因子として PCB だけを加えた場合：
　　DXN のオッズ比=5.14 ($p = 0.06$)，
　　PCB のオッズ比=0.39 ($p = 0.31$)．

　結果を見てみよう．第 3 の因子として PCB を加えた研究者は「母乳中のダイオキシン (DXN) は幼児の甲状腺刺激ホルモン (TSH) に影響を与えるというエビデンスが得られた ($p = 0.06$)」と報告する．これに対して第 3 の因子として DDT を加えた研究者は「母乳中のダイオキシン (DXN) は幼児の甲状腺刺激ホルモン (TSH) に影響を与えるというエビデンスは得られなかった ($p = 0.58$)」と報告することになる．矛盾である．これはどうしたことか．しかも，矛盾の原因を作った第 3 の因子 (DDT または PCB) は共に TSH に対して有意な関連性は持たない，従って通常の統計解析では無視される因子であることに注意してほしい（p 値はともに 0.31）．

　観察データの解析では，このような矛盾した結果が頻繁に起こる．にもかかわらず研究者はそのことに気づかず，どちらか一方を報告してしまう危険性が強い．観察データ解析の難しさがここにもある．

　以下は統計に習熟した読者向けの解説である．初心者は読み飛ばしてもよい．統計に習熟した読者は，次のように考えるかもしれない．

- DDT を回帰モデルに加えることは DDT で層別することを一般化したことに他ならない，したがって，そのモデルから得られたオッズ比と p 値は，DXN-TSH の関連性に及ぼす DDT の影響を除外した値である．しかし，そ

の値はさらに PCB の影響を受けている．だから，DDT と PCB の両者の影響を除くべきである．すなわち，DDT と PCB の二つともを回帰モデルに加えて解析を行うべきである．

しかしながら，DDT と PCB を加えた解析結果は，次のとおり「屋上屋を重ねる」でしかなかった．

- DDT と PCB の両者を加えた場合:
  DXN のオッズ比=1.65 ($p = 0.58$); DDT のオッズ比=2.51 ($p = 0.31$).

話がここで一端飛躍するのを許していただきたい．著者は若いころに博多祇園山笠を担いだことがある．およそ 100 人の担ぎ手で約 1 トンの神輿を交代しながら担いで約 4km 走る神事である．担ぎ棒の前後に著者よりも背が高い男が入ってくれれば楽であったが，そうでない場合，ずっしりした重さが肩にかかり腰が砕けそうになった記憶がある．

話を戻す．DXN，DDT と PCB 間には強い正の相関がある．したがって，どちらか一つで TSH を説明しようとするとその一つが全重量を引き受けることになる（オッズ比が大きくなる）．しかし，3 者で説明しようとすると 3 者の肩に重みが分散しオッズ比の値は小さくなる．時には（前後の担ぎ手の身長が高いときと同様に）相手にぶら下がることさえできる，つまり見せかけの負の関連性が生じる．このような理由のため DDT と PCB の両者を加えたモデルからは有意義な結果は得られなかったのである．

観察データの場合，背景因子が一人ひとり異なっている．中にはお互いに強い相関がある因子も含まれている．上の例でいえば DXN と DDT の間には強い正の関連性がある．また，DXN と PCB の間にも強い正の相関がある．他方，TSH と DXN の相関は正であるが TSH と PCB の相関は負である．この相関がオッズ比の値や p 値を大きく変えたのである．

したがって回帰モデルを立てるとき DXN，DDT と PCB 間の相互関連性を考慮しなければならない．しかしながら，目的変数を TSH，説明変数を DXN，DDT（あるいは PCB）とする回帰モデルでは TSH と DXN および

DDT (PCB) の関連性は解析できるが，DXN と DDT (PCB) の関連性を調べることはできない．したがって，一つの回帰モデルの枠内で上で述べた問題を解明することはできない．他の手法，例えばグラフィカルモデリングや樹形図を用いて，回帰モデルを立てる前に，背景因子間の関連性を検討しておく必要がある．グラフィカルモデリングについては本書第 4 章で解説する．

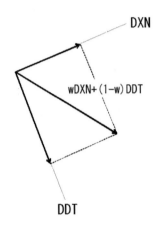

図 1.7　DXN, DDT 単独では有意ではないが，DXN と DDT の合成変数は有意

1.3　リスク因子と交絡因子

　前節で取り上げた甲状腺刺激ホルモン (TSH) とダイオキシン (DXN) の関連性についてさらに考えよう．第 3 の因子の取り方によって結果がころりと変わることが明らかになった．このとき，自分に都合が良い一方の結果を取り上げ「有意水準 10%でダイオキシンが甲状腺刺激ホルモンに影響を与えるというエビデンスが得られた」と報告するべきではないことは言うまでもない．どう考えればよいのであろうか．考え方を，次のように切り替えるべきである．

- DXN, DDT と PCB はすべて TSH に影響を与えることが疑われているリ

スク因子である．しかも互いに相関がある．

- DXN，DDT は，それぞれ単独では有意な影響を与えないかもしれない．しかし DXN と DDT の両者を摂取すると両者の毒性が重なって有意な影響を与える可能性がある．
- これに対して，DDT で層別する，あるいは DDT をロジスティックモデルに加えることは，DDT を交絡因子と考え DDT が与える DXN $\Longrightarrow$ TSH の関連性に及ぼす影響をブロックすることに他ならない．逆の考え方である．
- リスクの評価ではリスク因子と交絡因子を区別して取扱う必要がある．

二つ以上のリスク因子の影響評価には合成変数の利用が有効である．例えば DXN と DDT の合成変数を作るには主成分分析の第一主成分を利用すればよい（図 1.7）．第一主成分の平均値以下を 0，75% 以上を 1 と二値化しておき影響を評価すると第一主成分と TSH のオッズ比は 3.02 $(p = 0.03)$ であった．つまり，DDT に汚染されている食物に DXN の汚染が加わり，あるいは DXN に汚染されている食物に DDT の汚染が加わると，その食物を摂取いした母親の母乳を飲んで育った乳幼児の TSH に影響が出るという意味で，TSH に対して DXN がリスク物質であるというエビデンスが得られる．

1.4 第 1 章のエピローグ

本章では，観察研究とは何か，観察研究にまとわる種々の問題点を紹介した．観察研究における最大の問題点はバイアスと交絡である．両者をうまくコントロールするデザインを設定して研究を行わなければ再現性をもつ結果は得ることができない．

医学的研究の中には，他の医師や他の病院の患者に対して再現性をもつことまで要求しない研究も多々ある．ある病院で行ってきた治療法がどれくらいの成績を上げたかを解明するために既存データを対象にして行われる研究などがこれに相当する．このような研究では，その病院で受診する新たな患者により良い治療法を提供することが目的とされる．したがって，このような研究では，病院内での治療効果と安全性の再現性が重要となる．

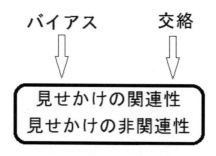

図 1.8 見せかけの関連性（非関連性）

しかし，大多数の医学研究は再現性が要求され，再現性をもたない研究は科学的研究とは見なされない．国際的な専門誌では，門前払いとなる．

1.4.1 探索的データ解析

いくつもの難問を含む観察データから正しい解答を機械的に導き出してくれる統計的方法は未だ存在しない．試行錯誤を繰り返しながら柔軟機敏に戦略を立て探索的に問題解決に迫ることが重要である．ツーキー (Tukey, J.W.) はこのような解析を**探索的データ解析** (Exploratory Data Analysis) とよんでいる[9]．観察データの探索的解析から再現性がある有用な結果を導くには，研究者がその学問領域に関する経験と全知識をふりしぼり，他の研究者を納得させる医学的な説明をつけることが不可欠である．

バイオ統計的には，本書では述べないが leave-one-out など，**交叉検証法** (cross validation) とよばれる手法を適用して結果の再現性を吟味することもできる．

---

[9] Tukey, J.W.: Future of data analysis, *Annals of Mathematical Statistics*, Vol.33, 1-67 (1962).

1.4.2 研究計画書

平成26年末に告示された「人を対象とする医学系研究に関する倫理指針」[10]
は，前掲の「疫学研究に関する倫理指針」と「医学研究に関する倫理指針」を
発展的に統合して，人間の尊厳および人権が守られ，研究の適正な推進が図
られるようにすることを目的として，人を対象とする医学系研究に携わる全
ての関係者が遵守すべき事項を定めている．

本書で対象とする割り付けや介入を伴わない観察研究も，「人を対象とする
医学系研究」に含まれこの倫理指針を遵守して研究を行う必要がある．いい
かえれば，研究を実施するためには，研究計画書を作成して所属する研究機
関の長に提出し，許可を得なければ研究を行うことはできない．研究機関の
長は，提出された研究計画書を倫理審査委員会の審査にゆだね，その意見を
参考にして研究を許可することとされている．

観察研究は，前節で述べた様々なバイアスや交絡因子の影響を受け易いた
め，前節で紹介したような偏りがある結果，あるいは時には間違った結果さ
え発表してしまう可能性が高い．しっかりした研究計画書の作成はこのよう
な誤りを避けるためにも重要である．さらにデータがもつ情報を正しく取り
出すためには，研究計画書に加えて「解析計画書」および「作業実施手順書」
の作成も重要である．

- 研究計画書には，研究対象者の選択基準や除外基準を明記するとともに想
  定されるリスク因子と交絡因子，その取扱い，外れ値の定義や取扱い，欠
  測値の取扱いの原則を述べておく必要がある．他の研究者が同じようにす
  ると，同じ結果が再現できるようにしておくためである．なお，「人を対象
  とする医学系研究に関する倫理指針」では，研究計画書に記載すべき25の
  事項などが明記されており，また様々な解説などもインターネットで入手
  できるので参照していただくことにして，詳しい解説は本書では割愛する．
- 解析計画書には，交絡因子の影響をブロックするための具体的な方法，外

---

[10] 人を対象とする医学系研究に関する倫理指針，平成26年12月22日，文部科学省，厚生労
働省 http://www.lifescience.mext.go.jp/files/pdf/n1443_01.pdf

22　第 1 章　観察データ

れ値や欠測値の取扱いに対する具体的な方法を述べた上で，具体的にどのような方法でデータの解析を行うかの記載が必要である．

- 作業実施手順書には，データを取り扱う際に行った作業，解析に用いたモデルやソフトウェア，および一連の解析の過程について他の研究者が結果を追試できるような作業過程を書き残しておく必要がある．特に，観察データの解析は探索的な解析が行われることが多い．探索的な解析が結果を引き出すための恣意的な解析とならないように解析の過程をガラス張りにすること，その詳細や手順を残し他の研究者が結果を追試できるようにしておくことが特に重要である．なお，探索的にデータの解析を行う場合は研究計画書および解析計画書にその必要性を書いておく必要がある．

第2章 評価尺度

臨床研究では，処置などの効果を評価するために有用な様々な指標（アウトカムメジャー：outcome measure）が開発されている．疫学研究でも，日本全体，あるいは特定の地域において特定の疾患にり患している人がどの程度いるかなどを示すことを目的として，年齢調整死亡率など様々な指標が適用される．

臨床研究のアウトカムメジャーと疫学研究の指標は，「その方が理解を得られやすい」という理由で分野ごとに名前がつけられており，一見異なるように見えるが本質的に同じものも少なくない．本章では，まずバイオ統計学の立場からこれらを見直し，評価尺度をパラメータとして統一的に定義する．次に，その最尤推定量について学習する．最後に，臨床研究や疫学研究で用いられる**評価指標**がパラメータとして定義された評価尺度の最尤推定量に他ならないことを紹介する．本章で定義する評価尺度が，次章以降で解説する多変量解析の対象となる．

2.1 基本

生命現象を数学的にとらえるため，次の用語を導入する．

[**リスク母集団**] 例えば，ある疾患にかかっている患者がどれくらいいるかを知りたいとき，「どのような集団の中で」かを明らかにしておくことが重要である．また，この集団に属す個体全員がこの疾患にかかるリスクをもっていることをおさえておくことも重要である．このように特定された集団のことを**リスク母集団** (population at risk) とよぶ．

注意 2.1 疫学のテキストの中には，リスク母集団を**危険曝露人口**とよんで

24 第 2 章 評価尺度

いるものもある.

[**イベント**]　対象とする生命事象を**イベント** (event) とよぶ. イベントは発生か, 非発生のいずれか一方しか起きないものとする. ある時点を原点として定めた時, 原点からイベント発生までの時間を T で表す. T を**イベント発生までの時間** (time to event) とよぶ. イベント発生は偶然性に支配されて起こると見なす. このとき, T は正の値しかとらない確率変数となる.

定義 2.1 $T = t$ までにイベントが起こる確率は

$$F(t) = P(T \le t)$$

と表される. $F(t)$ は T の**分布関数** (distribution function) とよばれる. これに対して, $T = t$ までにイベントが起きない確率は

$$S(t) = P(T > t)$$

と表わすことができる. 本書では, $S(t)$ を**イベント非生発生関数** (event-free function) とよぶ. イベントを死亡とするとき, この関数は**生存関数**とよばれている.

　重要な生命事象の発生率は, T を用いて次のように確率として表すことができる.

定義 2.2 (1)　2 時点 t_0 と t_1 $(t_0 < t_1)$ の間にイベントが発生する確率

$$P(t_0 < T \le t_1)$$

のことを, 時間区間 (t_0, t_1) での**イベント発生率**という.

　(2)　時点 t_0 まではイベントは生起しなかったが, その後時点 t_1 までにイベントを発生する確率

$$P(T \le t_1 \mid T > t_0)$$

のことを, 区間 (t_0, t_1) での**イベント新発生率** (incidence rate) とよぶ.

ここで，$P(A|B)$ は条件 B の下で事象 A が生起する**条件付き確率** (conditional probability) である．したがって，$(t_0,\ t_1)$ でのイベント新発生率は，時点 t_0 まではイベントは生起しなかったという条件の下で時点 t_1 までにイベントが発生する条件付き確率，すなわち時間区間 $(t_0,\ t_1)$ 間にがイベント新しく発生する確率を意味する．

定理 2.1

(1) (t_0, t_1) でのイベント発生率は分布関数 $F(t)$ を用いて，次のように表すことができる．
$$P(t_0 < T \le t_1) = F(t_1) - F(t_0).$$
また，イベント非発生関数 $S(t)$ を用いて，次のように表すこともできる．

$$P(t_0 < T \le t_1) = S(t_0) - S(t_1).$$

(2) $(t_0,\ t_1)$ でのイベント新発生率は，次のように表すことができる．

$$P(T \le t_1 \mid T > t_0) = \frac{S(t_0) - S(t_1)}{S(t_0)}.$$

2.2 例

2.2.1 死亡率

死亡率 (mortality rate) は，その病気で死亡した人がどれくらいいるかを示す指標として使われる．死亡率は，例えば「宮崎県における 2002 年度の脳血管疾患による 60 歳男性の死亡率」というように地域，年齢を限定して表現される．このとき

- リスク母集団は，宮崎県に居住し 2002 年 1 月 1 日から 12 月 31 日までに 60 歳になる男性全体である．
- イベントは，脳血管疾患による死亡である．
- 2002 年に 60 歳の人は，1942 年に生まれた人であるから T は，1942 年 1 月 1 日を原点として定めるとき，原点から脳血管疾患死亡までの時間である．

26　第 2 章　評価尺度

A を脳血管疾患による男性の死亡を表す事象，Z を年齢を表わす変数とするとき，2002 年度の脳血管疾患による 60 歳男性の死亡率は $P(A \mid Z = 60)$ と表すことができる．この確率をさらに T を用いて表すと

　宮崎県における 2002 年度の脳血管疾患による 60 歳男性の死亡率
　　　$= P(A \mid Z = 60) = P(T < 61 \mid T \geq 60),$

と表わされる．同様に宮崎県における 2002 年度の脳血管疾患による年齢階級60〜64 歳男性の死亡率の場合は

- リスク母集団は，宮崎県に居住し 2002 年 1 月 1 日から 12 月 31 日までに60〜64 歳になる男性全体
- T は，1942 年 1 月 1 日を原点として定めるとき，原点から脳血管疾患死亡までの時間

となり

　宮崎県における 2002 年度の脳血管疾患による年齢階級 60〜 64 歳男性の
　死亡率 $= P(A \mid 60 \leq Z \leq 64) = P(T \leq 64 \mid T \geq 60).$

で表される．また，同様に宮崎県における 2002 年度の脳血管疾患による男性の死亡率は，100 歳までを対象とすると

　宮崎県における 2002 年度の脳血管疾患による男性の死亡率
　　　$= P(A \mid 0 \leq Z \leq 100) = P(T \leq< 100 \mid T > 0).$

2.2.2　年齢調整死亡率

　「宮崎県における 2002 年度の脳血管疾患による男性の死亡率」を，例えば，食生活の変化による脳血管疾患への影響を調査するため同県の 10 年後，すなわち「2012 年度の脳血管疾患による男性の死亡率」と比べたい場合がある．脳血管疾患の死亡率は加齢とともに増加することが知られており，また宮崎県では，この 10 年間に急速に高齢化が進んでいるため，例えば 2012 年度の脳血管疾患による死亡率が 2002 年度のそれよりも高いという調査結果が得られても，それは食生活の変化のせいとは言えず，単なる高齢化の影響

にすぎないかもしれない.

両年度の死亡率の比較可能性を確保するためには,年齢を調整して比較する必要がある.年齢の調整法について考えよう.

「宮崎県における 2002 年度の脳血管疾患による男性の死亡率」は

- リスク母集団は,2002 年度の宮崎県の男性全体
- イベントは,脳血管疾患死亡

を表している.

問われているのはすべての年齢を含む男性の死亡率である.すなわち,リスク母集団は,2002 年生まれ(0 歳),2001 年(1 歳),2000 年(2 歳),...,1900 年生まれ(100 歳)のすべての男性から構成される.そこで

- T を,生まれた年を原点としたときのイベント発生までの時間

とする.T は生まれた年が特定されなければ意味を持たない.生まれた年は「2002 年に年齢 $Z = i$ 歳」と条件付ければ特定できる.2002 年度の死亡者は

$$2002 \text{ 年度の全死亡者} = \begin{cases} 0 \text{ 歳での死亡者} \\ 1 \text{ 歳での死亡者} \\ \cdots \\ 100 \text{ 歳での死亡者} \end{cases}$$

と分けて考えることができる.よって,2002 年度の男性の死亡率は,次のように条件付き確率を使って表すことができる.

定理 2.2

A を脳血管疾患による男性の死亡を表す事象,Z を年齢を表す変数,$P(A \mid 2002)$ を 2002 年度の脳血管疾患による男性の死亡率とする.次が成り立つ.

$$P(A \mid 2002) = \sum_{i=0}^{100} P(A \mid Z = i, \, 2002) P(Z = i \mid 2002), \qquad (2.1)$$

28   第 2 章　評価尺度

ただし，$P(Z = i \mid 2002)$ はリスク母集団における 2002 年度の年齢 i 歳の男性人口の割合を表す.

証明. よく知られた公式

$$P(A|B) = \sum_{i=1}^{K} P(A|B, C_i)P(C_i|B)$$

を書き直したにすぎない. ただし，左辺は T を用いて表せないため，文字で表している.

　上では各年齢の死亡者数が分かっているとした. しかし，多くの場合，死亡統計は表 2.1 に見られるように 5 歳刻みなどの階級で与えられている. このとき，$P(Z = i|2002)$ は第 i 階級の死亡率と読み替えることにする. いま K 個の年齢階級に分けられているとすると 2002 年度の男性の死亡率は

$$p(A|2002) = \sum_{i=0}^{K} w_i p(i)$$

と表される，ただし

$$w_i = P(Z = i \mid 2002), \quad p(i) = P(A \mid Z = i, 2002)$$

である. w_i は

$$w_i \geq 0, \quad \sum_{i=0}^{100} w_i = 1$$

を満たす. このような w_i は一般に**ウエイト** (weight) とよばれる. また，$p(i)$ は，宮崎県における 2002 年度の脳血管疾患による年齢階級 i の男性の脳血管疾患死亡率を表す. 同様に 2012 年度の男性の死亡率は

$$p(A|2012) = \sum_{i=0}^{K} w_i^* p(i)^*$$

と表される. ただし

$$w_i^* = P(Z = i \mid 2012), \quad p(i)^* = P(A \mid Z = i, 2012)$$

である.

さて，問われているのは，$p(A|2002)$ と $p(A|2012)$ の比較である．しかし，上式から明らかなように $p(2002)$ と $p(2012)$ は死亡率とは直接関係しない各年齢階級のウエイト w_i と w_i^* に依存している．例えば，各年齢階級の死亡率は 2002 年度と 2012 年度で同一，すなわち $p(i) = p(i)^*$, $i = 0, 1, \ldots, K$, のとき 2002 年度と 2012 年度の死亡率は，同一であるといえる．総ての層で死亡率が等しいからである．しかし，高齢化が進めば，すなわち 2012 年度の高齢階級のウエイト w_i^* が 2002 年度の高齢階級のウエイト w_i より大きくなれば $p(A|2002) < p(A|2012)$ となることが上式から容易に分かる.

これでは，死亡率の公正な比較はできない．年齢を調整して比較する必要がある．年齢の調整の仕方は，以下に紹介する直接法と間接法がある．これらは疫学の分野で多用される指標をパラメータで示したものである.

[年齢調整死亡率]

最も単純な調整法は両者に共通のウエイト w_{0i} を用いて

$$p_M(A|2002) = \sum_{i=0}^{K} w_{0i}p(i), \qquad p_M(A|2012) = \sum_{i=0}^{K} w_{0i}p(i)^* \qquad (2.2)$$

のように $p_M(A|2002)$ と $p_M(A|2012)$ を作って比較することである．この方法を**直接法**といい，作られた $p_M(A|2002)$ と $p_M(A|2012)$ を，それぞれ 2002年と 2012 年の**年齢調整死亡率** (age-adjusted mortality) という．これに対して，年齢を調整しない死亡率，すなわち上で与えた $p(A|2002)$, $p(A|2012)$ を**粗死亡率** (crude mortality rate) とよぶことがある．疫学では共通のウエイト w_{0i} を求めるため**基準人口**が設定されている．現在のところ，基準人口として，表 2.1 で与えた昭和 60 年の日本の人口構成が用いられている．なお，この基準人口は男性，女性のいずれにも共通で使用されている.

30　第 2 章　評価尺度

表 2.1　日本の基準人口

年齢	基準人口
0 ～ 4	8,180,000
5 ～ 9	8,338,000
10 ～ 14	8,497,000
15 ～ 19	8,655,000
20 ～ 24	8,814,000
25 ～ 29	8,972,000
30 ～ 34	9,130,000
35 ～ 39	9,289,000
40 ～ 44	9,400,000
45 ～ 49	8,651,000
50 ～ 54	7,616,000
55 ～ 59	6,581,000
60 ～ 64	5,546,000
65 ～ 69	4,511,000
70 ～ 74	3,476,000
75 ～ 79	2,441,000
80 ～ 84	1,406,000
85 ～	784,000
合計	120,287,000

[標準化死亡比 (SMR)]

背景

　直接法は，基準人口における各年齢層の割合を共通のウエイトとして利用する方法であった．これと異なる方法で年齢調整を行う指標がある．標準化死亡比 (SMR) とよばれる指標である．目的は，年齢調整死亡率と同様に年齢構成が異なる二つのリスク母集団の死亡率を，同一の土俵上で比較することである．SMR は，次の状況の下で作成される

- 二つのリスク母集団を，リスク母集団 A とリスク母集団 B とする．リスク母集団 A，B におけるすべての年齢層の人口が分かる．いいかえれば，年齢層 $Z = i$ 歳の人口 n_{Ai}, n_{Bi} が，すべての $i = 1, 2, \ldots, K$ について分かる．
- リスク母集団 A,B における，年齢層 $Z = i$ 歳の死亡率 $p(i|A)$, $p(i|B)$ を推定するデータは手に入らない．
- リスク母集団 A，B を含む大きな集団の年齢層 $Z = i$ 歳の死亡率は公表

データから推定できる.

　上の3状況のうち2番目の状況があれば，上で紹介した直接法による調整は適用できないことに注意したい．2番目の状況はよくある．例えば，リスク母集団 A，B を宮崎県内の二つの自治体の男性から構成されるとする．宮崎県全体の男性に関する該当疾患の死亡率は宮崎県衛生統計年報などで公表されている．しかし，宮崎県の各自治体における年齢 i 歳男性の該当疾患の死亡率は一般に公表されていない．SMR は，データの取得に関するこのような状況が背景にあるときに A 地区と B 地区の年齢構成の違いを調整して同じ土俵の上で比較する目的で開発された.

考え方

　リスク母集団 A，B を含む大きな集団のことを**大母集団**とよぶことにして，次のように考えを進める.

- まず，もしリスク母集団 A，B の年齢 $Z = i$ 歳の該当疾患の死亡率が大母集団の年齢 $Z = i$ 歳の該当疾患死亡率と等しければ，リスク母集団 A，B での死亡者の期待値はどれほどになるか

と考え

- 次に，この期待値は実際に観察された死亡数と比べると，どの程度大きい（あるいは小さい）のかと考える.

このように考えることによって年齢構成が異なる二つのリスク母集団の公正な比較が可能となる．大母集団を利用して間接的に比較することから，この方法は**間接法**とよばれている.

定式化

　具体的に間接法を，数式を展開しながら解説する．大母集団における年齢層 $Z = i$ 歳の死亡率（既知）を $P_0(i)$ とおく.

- リスク母集団 A，B における年齢層 $Z = i$ 歳の男性の死亡率が大母集団の

32   第2章　評価尺度

死亡率 $P_0(i)$ に等しいと仮定すると，リスク母集団 A，B の年齢層 $Z = i$ 歳の人口はそれぞれ n_{Ai}, n_{Bi} であるから年齢層 $Z = i$ 歳の死亡者数の期待値は

$$m_{Ai} = n_{Ai} \times P_0(i), \quad m_{Bi} = n_{Bi} \times P_0(i)$$

と算出できる．

● したがって，リスク母集団 A，B における死亡率が大母集団の死亡率と等しいと仮定すると，リスク母集団 A，B での該当疾患による死亡者総数の期待値はそれぞれ

$$m_A = \sum_{i=1}^{K} m_{Ai}, \quad m_B = \sum_{i=1}^{K} m_{Bi}$$

と算出される．

　他方，リスク母集団 A，B では実際に死亡した人数が D_A 人，D_B 人であることが観察されているので，比

$$R_A = \frac{D_A}{m_A}, \quad R_B = \frac{D_B}{m_B}$$

の値を見れば，A 地区および B 地区の死亡者が大母集団から期待される死亡者数より多いか少ないかを見ることができる．例えば，$R_A > 1$ のとき，A 地区の死亡者は大母集団から期待される死亡者よりも多いこと，$R_A > R_B$ のとき，リスク母集団 A の死亡者数はリスク母集団 B の死亡者数よりも多いという知見が得られる．このような調整を行うとリスク母集団 A，B の年齢構成が異なっていても両者の死亡率を，年齢を調整した上で比較することが可能となる．この比

$$R = \frac{[観察された死亡者数]}{[死亡者数の期待値]}$$

のことを**標準化死亡比** (standardized mortality ratio, 略して **SMR**) という．

2.2.3　発生率，り患率

　臨床分野で使われる**発生率**は本書で定義した新発生率のことである．例え

ば, 区間 (t_0, t_1) における新型インフルエンザの発生率とは観察開始時点を原
点として新型インフルエンザ発生までの時間を T とすると $P(T \leq t_1 \mid T > t_0)$
のこと, つまり時点 t_0 までに新型インフルエンザにかかっていない人が時点
t_1 までにかかる確率である. 疫学ではこの新発生率は**り患率** (incidence rate)
とよばれている.

り患率は, 「2010 年度の日本人男性の胃がんのり患率」などと表現される.
このとき

- リスク母集団は日本人男性全体
- イベントは胃がんの診断（胃がんと診断されたときイベント発生）

である. このリスク母集団は様々な年齢の人を含んでいるためイベント発生ま
での時間を測るために必要な原点の定め方が複雑である. そこで簡単のため

- 対象とするリスク母集団を 2009 年 12 月 31 日にまでに胃がんと診断され
  ていない日本人男性全体に切り替えて 2010 年 1 月 1 日を原点として測っ
  たときのイベント発生までの年数を T

とする. このとき

$$[2010 \text{ 年度の日本人男性の胃がんのり患率}]$$
$$= P(T \leq 1 \mid T > 0)$$

と表すことができる.

注意 2.2 疫学分野の一つの重要な指標に**有病率** (prevalence rate) がある.
有病率もまた 時間区間 (t_0, t_1) を指定して用いられる. (t_0, t_1) における有
病率とは, 分母をこの区間の人口の平均, 分子を (t_0, t_1) で新しく発症した
患者だけでなく, 時刻 t_0 以前に発症した患者で治療中（入院中）の患者も含
む患者の総数とするときの比である. 有病率は t_0 以前に発症して (t_0, t_1) 中
に治療中の患者を含むので, T だけを用いて表すことは難しい.

34 第 2 章 評価尺度

2.2.4 生存率, 再発率

生存率, 再発率は. いずれも疾患の予後を測るための指標である.

[**生存率**] (survival rate):例えば, 肺がんの 5 年生存率とは, 肺がんの治療を受けた患者の中で 5 年経過後に生存している患者の割合のことである. リスク母集団は肺がんの治療を受けた患者, イベントは死亡である. T は, 治療を受けた時点を原点としてイベント発生までの年数を表す. 肺がんの 5 年生存率は, 次のように表わされる.

$$[肺がんの 5 年生存率] = P(T > 5)$$

[**再発率**] (recurrence rate):例えば乳がんの 5 年再発率とは, 乳がんの手術を受けた患者の中で, 5 年以内に乳がんを再発する患者の割合のことである. リスク母集団は, 乳がんの手術を受けた患者, イベントは再発である. 手術を受けた時点を原点としてイベント発生までの年数を T とすれば, 5 年再発率は

$$[乳がんの 5 年再発率] = P(T \le 5 \mid T > 0)$$

で表される.

2.3 パラメータの推定

前節では, イベント発生までの時間を確率で表して指標を定義した. この確率のことを**パラメータ**という. パラメータは, 未知の量である. 未知の量で母集団の特性を表すことはできない. データからパラメータを推定して, パラメータを推定値で置き換える必要がある. 実際に使われている指標は, このようなものである. 推定値を求める方法は, いろいろ提案されているが, 本書ではフィッシャー (Fisher, R.A.) が開発した最尤推定法を紹介する.

2.3.1 考え方

図 2.1 は，コインを 10 回投げるとき，おもてが何回出たかを調べる実験を 100 回繰り返したときの結果を，横軸に出たおもての回数，縦軸に頻度とって表した図である．図より，次のことが分かる．

- 出たおもての回数は 2 から 9 回の間にばらついているが，最も多かった（つまり，山が最も高かった）のは 5 回である．

5 回が最も多かった，というのは，コインのおもてが出る確率は 0.5 で，それを 10 回投げたのだから $0.5 \times 10 = 5$ 回おもてが出るのは当たり前，というのが私どもの直観である．

この直観を逆手にとると，おもてが出る確率が分からないとき，最も高い頻度を与える横軸の目盛を 10 で割ったものを，おもてが出る確率と見積もれば良いことになる．いいかえれば，データが得られた時，このデータが得られた分布の山を最大にするパラメータの値を求めれば，未知パラメータの良い推定値が得られるのではないかという考えが生じる．フィッシャーは，この着想に基づく推定法を体系的に研究し，この推定法が優れた方法であることを示すことに成功した[1]．この推定法は，**最尤法** (method of maximum likelihood) とよばれている．本節では，最尤法によってパラメータの推定を行う方法を紹介する．

2.3.2 二項分布

まず，準備を行う．コイン投げは，おもてが出る確率が 0.5 であると思い込んでいる読者が多いためコイン投げを一般化した，次のよう試行を定義する．

定義 2.3 次の (1),(2),(3) をみたす試行を**ベルヌイ試行** (Bernoulli trial) という．

(1) 結果は成功か，失敗かのいずれか 2 通りに限られる，

---

[1] Fisher, R.A.: On the mathematical foundations of theoretical statistics., *Trans.*, A,222: 309-368, 1922.

36　第2章　評価尺度

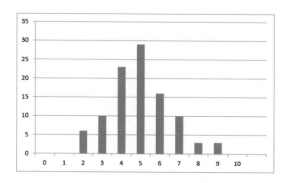

図 2.1　コインを10回投げるとき，出た表の回数の分布

(2) 成功が起こる確率は毎回一定である．この一定の確率を p とする．
(3) 毎回の試行は独立．

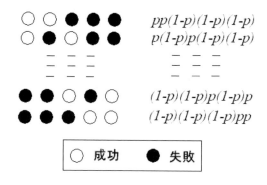

図 2.2　5回のベルヌイ試行で成功が2回起こるとき

例 2.1　5回のベルヌイ試行で成功が2回起こる確率を求めよ．

　（**考え方**）　図2.2に，5回のベルヌイ試行で成功が2回起こるすべての場合を列記した．この場合の数は，5個の場所に2個の白玉（成功）を埋め込む組み合わせの数にほかならないので

$$_5C_2 = \frac{5!}{2!(5-2)!} = \frac{1 \times 2 \times 3 \times 4 \times 5}{(1 \times 2)(1 \times 2 \times 3)} = 10$$

より 10 通りあって, 各場合が起こる確率は $p^2(1-p)^3$ であるから, 5 回のベルヌイ試行で成功が 2 回起こる確率は

$$_5C_2 p^2 (1-p)^3$$

となる. この例を一般化すると, 次の定理を得る.

定理 2.3

ベルヌイ試行を n 回行ったときの成功の回数を X とする. X は, $0, 1, 2, \ldots, n$ の値をとる確率変数である. 1 回の試行の成功の確率を p とすると $X = i$ である確率は, 次で与えられる.

$$P(X = i) = {}_nC_i p^i (1-p)^{n-i}, \qquad i = 0, 1, \ldots, n$$

定義 2.4 定理 2.3 で与えられた X の分布を**二項分布**といい, 記号 $\mathrm{B}(n, p)$ で表す.

2.3.3 尤度関数

リスク母集団に属する人の数（人口）のことをリスク母集団の**サイズ**とよぶ. リスク母集団のサイズを n とする. このリスク母集団の中で r 人がイベントを起こす確率を, 次の仮定の下で考えよう.

● リスク母集団に属する個体はすべて同一強度のリスクに曝露される.

この仮定に「イベントはランダムに起こる」という上で設けた仮定を加えるとリスク母集団におけるイベントの発生をベルヌイ試行と見なすことができる. したがって, サイズ n のリスク母集団でイベントが r 回発生したのが観察されたときの確率は, 1 個体がイベントを発症する確率を p とすると

$$L(p|r) = {}_nC_r p^r (1-p)^{n-r} \tag{2.3}$$

38   第2章　評価尺度

で与えられる．この確率 $L(p|r)$ を p の関数と見て**尤度関数** (likelihood function) という．最尤法は，尤度関数を最大にする p を求めて p の推定値とする．この推定値のことを p の**最尤推定値** (maximum likelihood estimate) という．

尤度関数 $L(p|r)$ を最大にする代わりに，その対数をとった $\log L(p|r)$ を最大にしても同じ値の p の推定値が得られる．$\log L(p|r)$ のことを**対数尤度関数** (log likelihood function) という．

定理 2.4

サイズ n のリスク母集団でイベントが r 回発生したのが観察されたとき，1個体がイベントを発生する確率を p とするとき，p の最尤推定値は，$0 < p < 1$ のとき

$$\hat{p} = \frac{[イベントの個数]}{リスク母集団のサイズ]} = \frac{r}{n}$$

で与えられる．

証明． 対数尤度関数を最大にする $p = \hat{p}$ を求めればよい．(2.3) 式より

$$\log L(p|r) = \log {}_nC_r + r \log p + (n - r) \log(1 - p)$$

を最大にする $p = \hat{p}$ を求めればよい．両辺を p で微分すると

$$\frac{d \log L(p|r)}{dp} = r\frac{1}{p} - (n - r)\frac{1}{1 - p}$$

よって，$d \log L(p|r)/dp = 0$ とおくと $p = \hat{p} = r/n$ が $0 < p < 1$ の範囲で対数尤度関数の最大値を与えることが示される．

2.3.4　最尤推定量

イベントはランダムに発生するとしている．したがって最尤推定値 $\hat{p} = r/n$ の分子の r，すなわち発生したイベントの個数はばらついて発生する事象の一つの観察値である．このことより $\hat{p}$ は真の p の周りにばらついた値の一つであるといえる．$\hat{p}$ をばらついて起こる変量，すなわち確率変数ととらえる

とき $\hat{p}$ のことを p の**最尤推定量** (maximum likelihood estimator) という. 最尤推定量は, 次のような優れた性質をもっている. なお, 証明は本書のレベルを超えるので割愛する. 興味ある読者は柳川著『統計数学』(近代科学社, pp.133–139) を参照されたい.

最尤推定量の性質

1.（一致性） リスク母集団のサイズが大きくなるにつれて最尤推定量は限りなく真のパラメータに近づく. すなわち, $n \to \infty$ のとき, $\hat{p} \to p$ である.

2.（漸近正規性） リスク母集団のサイズが大きいとき最尤推定量の分布は正規分布で近似できる.

2.3.5 推定値の精度

$\hat{p}$ を p の推定値とするとき, その**精度** (precision) が問われる. 推定値の精度は推定量の分散の平方根で与えられる. この平方根, あるいはその推定値のことを**標準誤差**（standard error: SE と略記される）という.

定理 2.5

サイズ n のリスク母集団でイベントが r 回発生したのが観察されたとき, イベント発生率の最尤推定値 $\hat{p} = r/n$ の標準誤差の推定値は

$$SE = \sqrt{\frac{\hat{p}(1-\hat{p})}{n}}$$

で与えられる.

　証明. r は二項分布 $B(n,p)$ に従うので r の分散は $V(r) = np(1-p)$ で与えられる [2]. よって, 最尤推定量 $\hat{p} = r/n$ の分散は

$$V(\hat{p}) = \frac{1}{n^2}np(1-p) = \frac{p(1-p)}{n}$$

で与えられる. この式の p を $\hat{p}$ で置き換え, 平方根をとればよい.

---

[2] バイオ統計シリーズ 1『バイオ統計の基礎』p.41 参照.

40 第 2 章 評価尺度

2.3.6 信頼区間

$\hat{p}$ を p の推定量とするとき

$$P(\hat{p} - a < p \leq \hat{p} + b) = 0.95$$

を満たす区間 $(\hat{p} - a, \hat{p} + b)$ のことを p の信頼度 95%の信頼区間という. サイズ n のサンプルからこの区間を 100 回繰り返し作ると, その中の 95%が真の p を含んでいることを意味する区間である.

二項分布の正規近似を適用すると a, b は定理 2.5 で与えられた標準誤差 SE を用いて

$$a = b = 1.96 \times SE$$

で与えられることが数学的に証明できる[3]. つまり p の信頼度 95%の信頼区間は, 次で与えられる.

$$(\hat{p} - 1.96 \times SE, \hat{p} + 1.96 \times SE).$$

上の式から明らかなように, 信頼区間は推定値とその精度で構成されている. いいかえると信頼区間は, この区間を与えておくと推定値とその精度まで分かる, というすぐれものである.

注意 2.3 定理 2.5 で与えた SE は, r が二項分布に従うことを仮定し, さらに二項分布の正規近似が成り立つことを仮定した場合である. 上の信頼区間もこの二つが仮定できる場合の信頼区間である. 下に述べる宮崎県の男性 60 ~ 64 歳の脳疾患死亡率のように, ベルヌイ試行における成功の確率 p がきわめて小さい場合は二項分布の正規近似の精度が悪く定理 2.5 で与えた SE は使えない. 下に述べるようにポアソン分布の確率を直接近似する方法で精度を評価することを推奨したい.

2.3.7 指標とその信頼区間

上では, 臨床研究や疫学研究で用いられる評価の尺度を統一的にパラメー

---

[3] バイオ統計シリーズ 1『バイオ統計の基礎』5.3.5 節 (p.140) 参照.

タで定義し，その推定について最尤推定量の考え方と求め方を解説した．評価の尺度をパラメータで定義した利点は，推定値だけではなくその精度や信頼区間まで考えることができることである．本書では評価尺度の最尤推定量を改めて評価の指標とみなす．すなわち

定義 2.5 評価尺度の最尤推定量を**評価の指標**とみなす．

疫学研究で使用される通常の指標について，従来指標の精度まで問われることはなかった．多くの場合，リスク母集団を日本人男性全体など巨大集団に設定していること，大雑把な様子を把握するために利用される目安にすぎないなどのためであった．しかしながら，疫学研究でも対象とされるリスク母集団のサイズが必ずしも大きいとは限らない場合が増えている．さらに臨床的観察研究の場合，リスク母集団のサイズはそれほど多くない．このような場合，主要評価項目の指標のみならず指標値の精度までを研究報告書に記載しておくことが重要である．精度は単に SE で示す場合と信頼区間を与えて示す場合の二通りの場合がある．以下に，いくつかの具体例に対して SE と信頼区間の使い分けを示す．

2.3.8 指標の具体例とその精度

A. イベント新発生率

あるリスク母集団で時間区間 (t_0, t_1) に発生するイベントの新発生率の最尤推定量は，リスク母集団に属し，かつこの時間区間にリスクに曝露される人の数を n，この区間に発生したイベントの個数を D とするとき，定理 2.4 より

$$\text{イベント新発生率の最尤推定量} = \frac{D}{n},$$

で与えられる．イベントの新発生率の信頼区間は正規近似が適用できる場合とそうでない場合に，次のように与えられる．

A-1 正規近似が適用できるとき

もし $0.1 < p < 0.9$ で n が大きいときイベント新発生率 p の信頼度 95% の信頼区間 (μ_L, μ_U) は，二項分布の正規近似を利用して次式で与えられる．

42   第 2 章　評価尺度

$$\mu_L = \hat{p} - 1.96 \times SE, \quad \mu_U = \hat{p} + 1.96 \times SE,$$

ただし, $\hat{p} = D/n$, かつ SE は定理 2.5 で求めた $\hat{p}$ の標準誤差である.

A-2 正規近似が適用できないとき

しかしながら, 注意 2.3 で述べたように宮崎県の男性 60 ～ 64 歳の脳疾患死亡率のように p が極めて小さいときは二項分布の正規近似は近似の精度が悪く, この信頼区間は信頼できない. このとき二項分布 $\mathrm{B}(n, p)$ は平均 $\mu = np$ のポアソン分布で精度良く近似できるので [4], 二項分布のポアソン近似を適用して信頼区間を求める. 求め方は, 次のとおりである.

D が平均 μ のポアソン分布に従うとする. このとき, 信頼度 $100(1-\alpha)$% の μ の信頼区間 (μ_L*, μ_U*) は, 次式で与えられる. 証明を Appendix 1.A-1 に与えておくので, 興味ある読者は参照されたい.

$$\mu_L* = D\left(1 - \frac{1}{9D} - \frac{z_{\alpha/2}}{3D^{1/2}}\right)^3, \tag{2.4}$$

$$\mu_U* = (D+1)\left(1 - \frac{1}{9(D+1)} + \frac{z_{\alpha/2}}{3(D+1)^{1/2}}\right)^3. \tag{2.5}$$

ただし, $z_{\alpha/2}$ は標準正規分布の上側 $100 \times \alpha/2$% 点である.

したがって, イベント新発生率の信頼度 $100(1-\alpha)$% の信頼区間は

$$\left(\frac{\mu_L^*}{n}, \frac{\mu_U^*}{n}\right)$$

で与えられる.

例 2.2 （死亡率）

宮崎県の 60 ～ 64 歳男性の 2002 年度の年齢階級別人口は 32,961 人で, その中 26 人が脳血管疾患で死亡している. 人口 10 万人当りの宮崎県 60 ～ 64 歳男性の 2002 年度の脳血管疾患死亡率は

$$[死亡率/人口 10 万人] = \frac{26}{32,961} \times 100,000 = 79 人$$

---

[4] 『統計数学』（柳川著, 近代科学社）6.3 節参照.

と算出される. さらに, この死亡率の信頼度 95% の信頼区間を求めよう. 死亡率 p が極めて小さいので二項分布のポアソン近似による方法を適用して求める. (2.4) 式より

$$\mu_L^* = 26 \times (1 - \frac{1}{9 \times 26} - \frac{1.96}{3 \times 26^{1/2}})^3$$
$$= 17.0$$

同様にして $\mu_U^* = 38.1$. よって, 人口 10 万人当りの死亡率の信頼度 95% の信頼区間は

$$下限 = \frac{17.0}{32,961} \times 100,000 = 51.5, \quad 上限 = \frac{38.1}{32,961} \times 100,000 = 115.6$$

と算出される. つまり, 人口 10 万人当りの宮崎県 60 〜 64 歳男性の 2002 年度の脳血管疾患死亡率の推定値は 79 人, その信頼度 95% の信頼区間は (51.5, 115.6) である.

B. 年齢調整死亡率

前節で年齢調整死亡率を

$$p = \sum_{i=1}^{K} w_i p(i)$$

で定義した. ただし, w_i は日本人の基準人口から算出した年齢階級 i のウエイト, また $p(i)$ は当該リスク母集団の年齢階級 i の死亡率である.

当該リスク母集団の年齢階級 i の人口を n_i 人, 死亡数を D_i 人とすると, 定理 2.4 より $p(i)$ の最尤推定量は $\hat{p}(i) = D_i/n_i$ で与えられる. よって, これを上式に代入すると年齢調整死亡率の最尤推定量は

$$年齢調整死亡率の最尤推定量 = \hat{p}_M = \sum_{i=1}^{K} w_i \hat{p}(i)$$

で与えられる.

年齢調整死亡率の信頼区間について考えよう. 年齢階級 i の人口 n_i は, この

44   第2章 評価尺度

年齢階級に達するまで死亡しなかった人の数である.つまり $D_1, D_2, \ldots, D_{i-1}$ に関係している.したがって,年齢階級死亡率 $\hat{p}_1, \hat{p}_2, \ldots, \hat{p}_K$ の間には相関がある.特に,リスク母集団のサイズが小さいときは相関は無視できない.年齢調整死亡率はこのような相関がある変数にウエイトをつけて加えた量であるから年齢調整死亡率の信頼区間を求めることは難しい.

疫学で対象とされる年齢調整死亡率は,多くの場合極めて小さく [人口 10 万人当たりの年齢調整死亡率] で表示されることが多い.この死亡率は上の最尤推定量を用いて

$$人口 10 万人当りの年齢調整死亡率 = \sum_{i=1}^{K} w_i \hat{p}(i) \times 100,000.$$

で与えられる.

一般に,人口 10 万人当りで表されるような小さな死亡率のときは,年齢階級死亡率 $\hat{p}_1, \hat{p}_2, \ldots, \hat{p}_K$ は近似的に独立とみなすことができる[5].このとき年齢調整死亡率 $\hat{p_M}$ の標準誤差 (SE) は,次式で近似できる.

$$SE(\hat{p_M}) = \left(\sum_{i=1}^{K} w_i^2 \frac{D_i}{n_i^2} \right)^{1/2}.$$

この SE を利用して信頼区間を作りたいところであるが,精度が良い信頼区間を作るのは難しい.SE を提示するだけでとどめておきたい.

例 2.3 (2002 年度と 2012 年度の宮崎県脳血管疾患男性死亡数/死亡率)

表 2.2 に 2002 年度と 2012 年度の宮崎県脳血管疾患男性死亡数/死亡率を与えた[6].表より,脳血管疾患による男性死亡数の合計はそれぞれ 634 人および 660 人で 2002 年よりも 2012 年の方が 26 人増えていることが分かる.各年の年齢調整死亡率を算出して比較してみよう.

表 2.3 は Excel で年齢調整死亡率を算出するための作業用 Excel シートで

---

[5] Keyfitz, N.: Sampling variance of the standardized mortality rates, *Human Biology* 38, 309-317, 1966.
[6] 宮崎県平成 19 年衛生統計年報(第 60 号),平成 24 年衛生統計年報(第 65 号).

表 **2.2** 2002 年度と 2012 年度の宮崎県脳血管疾患男性死亡数/死亡率

年齢	平成 14 年度		平成 24 年度	
	実数	死亡率	実数	死亡率
0 〜 4	−	−	−	−
5 〜 9	−	−	−	−
10 〜 14	−	−	−	−
15 〜 19	−	−	1	3.4
20 〜 24	−	−	−	−
25 〜 29	−	−	−	−
30 〜 34	−	−	1	3.3
35 〜 39	1	3.3	1	2.9
40 〜 44	8	22.6	1	3.1
45 〜 49	18	43.7	6	19.9
50 〜 54	32	64.4	10	29.1
55 〜 59	21	61.6	21	53.0
60 〜 64	26	78.9	34	71.2
65 〜 69	53	155.9	35	107.5
70 〜 74	99	333.0	71	241.9
75 〜 79	88	430.6	102	375.6
80 〜 84	102	941.5	151	772.5
85 〜	186	2367.0	226	1655.8
合計	634		660	

ある. 第 4 列の w_i は基準人口から算出したウエイトである. 例えば 0 〜 4 の年齢階級のウエイトは 表 2.1 より 8180/120287 = 0.068 と算出した. また, 第 5 列の第 8 行 (年齢階級 35 〜 39) は 0.077 × 3.3 = 0.25 と算出できる. Excel ではこの値が出たセルをマウスの右ボタンで押したまま引き下げる (ドラッグするという) と他の年齢階級の $w_i × p(i)$ の値がアウトプットされる. 最後の行にこれらの数値の合計 66.9 が与えてある. この値が 2002 年度の年齢調整死亡率である. 同様にして求めると 2012 年の年齢調整死亡率は 48.9 となる. 死亡者数の比較とは結果が逆転していることに注意したい. すなわち, 年齢で調整すると 2012 年度の脳血管疾患死亡率は 2002 年度の死亡率よりも減少していることが分かる. 脳血管疾患死亡率を下げるための県の様々な努力および医療の発展が効を奏したものと思われる. 死亡者数総数で比較したとき 2012 年の方が死亡総数が多かったのは高齢化の影響を受けたためである.

46　第2章　評価尺度

表 **2.3**　年齢調整死亡率算出のための作業用シート

年齢	2002 年度 死亡率	2012 年度 死亡率	w_i	2002 年度	2012 年度
$0 \sim 4$	0	0	0.068	0	0
$5 \sim 9$	0	0	0.069	0	0
$10 \sim 14$	0	0	0.071	0	0
$15 \sim 19$	0	3.4	0.072	0	0.24
$20 \sim 24$	0	0	0.073	0	0
$25 \sim 29$	0	0	0.075	0	0
$30 \sim 34$	0	3.3	0.076	0	0.25
$35 \sim 39$	3.3	2.9	0.077	0.25	0.22
$40 \sim 44$	22.6	3.1	0.078	1.77	0.24
$45 \sim 49$	43.7	19.9	0.072	3.14	1.43
$50 \sim 54$	64.4	29.1	0.063	4.08	1.84
$55 \sim 59$	61.6	53.0	0.055	3.37	2.90
$60 \sim 64$	78.9	71.2	0.046	3.64	3.28
$65 \sim 69$	155.9	107.5	0.038	5.2	6.99
$75 \sim 79$	430.6	375.6	0.020	8.74	7.62
$80 \sim 84$	1941.5	772.5	0.012	11.00	9.03
$85 \sim$	2367.0	1655.8	0.007	15.43	10.79
合計	-	-	1	66.9	48.9

C. 標準化死亡比 (SMR)

前節で標準化死亡比 (SMR) を

$$R = \frac{D}{\sum_{i=1}^{K} n_i P_0(i)}$$

で定義した．ここに n_i は当該リスク母集団の年齢階級 i の人口，D はリスク母集団の当該疾患に係る年齢階級別死亡数の総計である．また，$P_0(i)$ は大母集団における年齢階級 i の当該疾患死亡率である．この定義式の分母が既知の定数であることに注意する．D がポアソン分布に従うとみなせるとき，SMR の信頼度 $100(1 - \alpha)\%$ の信頼区間の下限と上限は，次式で与えられる．

$$下限 = \frac{\mu_L^*}{\sum_{i=1}^{K} n_i P_0(i)}, \quad 上限 = \frac{\mu_L^*}{\sum_{i=1}^{K} n_i P_0(i)}$$

ただし，μ_L^* および μ_U^* は (2.4) 式と (2.5) 式で与えられている．

2.3.9 センサードデータに基づく推定

ある時点を原点に設定してイベント発生を観察するとき，イベント発生までに時間がかかり観察期間が数年に及ぶことがある．被験者は気まぐれなヒトである．転居や諸事情のため観察を継続できなくなる場合が頻繁に生じる．また，観察期間も限られている．転居や諸事情のため観察を継続出来なくなる場合のデータを**脱落** (withdrawal) データ，観察期間終了までにイベントが発生しない場合のデータを**打ち切り** (censored) データという．本書では，脱落と打ち切りを区別せずに**センサード**とよぶことにする．センサードデータは，その直前の時点までイベントが発生していないという貴重で重要な情報を与えてくれることに注意したい．

例 2.3 図 2.3 は，6 人の乳がん患者を 5 年間追跡したときの再発の状況を図示したものである．手術時点を原点として再発までの時間を横軸で表している．図から患者 A, B がそれぞれ 2 年後と，4 年後に再発したこと，患者 C と D は 1 年後と 3 年後に脱落したこと，患者 E, F は観察期間中に再発しなかったことが分かる．つまり，イベント発生時点（年）は $t_1 = 2$, $t_2 = 4$, センサード発生時点は $c_1 = 1$, $c_2 = 3$, $c_3 = c_4 = 5$ である．

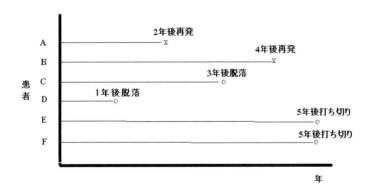

図 2.3 乳がんの再発

48　第 2 章　評価尺度

A. 年間イベント発生率

A-1. 年間イベント発生率の推定

図 2.3 を念頭において一般化して考える．T を原点からイベント発生までの時間とする．時間の単位を年とする．追跡期間が T_e 年のとき，T は，$1, 2, \ldots, T_e$ の値をとる離散的な確率変数である．

定義 2.6 追跡期間中に毎年発生するイベント発生率は同一であるとして p とおく．p は

$$p = P(T = i \mid T > i - 1), \quad i = 1, 2, \ldots, T_e$$

と表される．p を**年間イベント発生率**という．

注意 2.4 年間イベント発生率は，**年間罹患率**とよばれることもある．

サイズ n のリスク母集団を T_e 年間追跡調査して r 個のイベントが時点 (年) $t_1, t_2, \ldots, t_r$ で発生し，$n - r$ 個のセンサードが時点 (年) $c_1, c_2, \ldots, c_{n-r}$ で発生したとする．年間イベント発生率の推定を考えよう．

いま，時点 $T = t$ でイベントが発生する確率は

$$
\begin{aligned}
P(T = t | T > 0) &= P(T > 1 | T > 0) P(T > 2 | T > 0, T > 1) P(T > 3 | \\
& \quad T > 0, T > 1, T > 2) \cdots P(T = t | T > 0, T > t - 1, \ldots, T > t - 1) \\
&= P(T > 1 | T > 0) P(T > 2 | T > 1) P(T > 3 | T > 2) \cdots P(T = t | T > t - 1)
\end{aligned}
$$

で与えられる．なぜなら 2 年後に再発なしの患者は，当然 1 年後には再発していないので

$$P(T > 3 | T > 0, T > 1, T > 2) = P(T > 3 | T > 2)$$

が成り立つからである．同様に時点 c でセンサードとなる確率は，次式で与えられる．

$$P(T = c|T > 0) = P(T > 1|T > 0)P(T > 2|T > 1) \cdots P(T > c|T > c - 1).$$

よって,

$$p = P(T = t|T > t - 1),\ 1 - p = P(T > i|T > i - 1), \quad i = 1, 2, \ldots, t - 1$$

に注意すると, 上の関係式は次式で表される.

$$P(T = t|T > 0) = (1 - p)^{t-1}p, \quad P(T = c|T > 0) = (1 - p)^c. \quad (2.6)$$

以上のことから, イベントおよびセンサードが時間の流れにそって互いに独立に発生すると仮定すると, 次の定理が成り立つ.

定理 2.6

サイズ n のリスク母集団を一定期間追跡調査して r 個のイベントが時点 (年) $t_1, t_2, \ldots, t_r$ で発生し, $n-r$ 個のセンサードが時点 (年) $c_1, c_2, \ldots, c_{n-r}$ で発生したとする. このとき尤度関数は, 次式で与えられる.

$$L(p) = (1 - p)^{t_1 + t_2 + \cdots + t_r + c_1 + c_2 + \cdots + c_{n-r} - r} p^r. \quad (2.7)$$

定義 2.7 上式 $(1 - p)$ の肩の部分の

$$t_1 + t_2 + \cdots + t_r + c_1 + c_2 + \cdots + c_{n-r}$$

は, イベント発生までの時間およびセンサードまでの時間をリスク母集団の全個体について加えたものとなっている. これを**観察人年** (person year) とよぶ.

定理 2.7

サイズ n のリスク母集団を一定期間追跡調査して r 個のイベントが時点 (年) $t_1, t_2, \ldots, t_r$ で発生し, $n-r$ 個のセンサードが時点 (年) $c_1, c_2, \ldots, c_{n-r}$ で発生したとする. 年間イベント発生率を p として, ベルヌイ試行を仮定する. この時 p の最尤推定量は, 次式で与えられる.

$$\hat{p} = \frac{r}{t_1 + t_2 + \cdots + t_r + c_1 + c_2 + \cdots + c_{n-r}}. \tag{2.8}$$

つまり，文字を使って象徴的に表すと，年間イベント発生率は，次のように表される．

$$[\text{年間イベント発生率}] = \frac{[\text{発生したイベントの個数}]}{[\text{観察人年}]}.$$

証明 定理 2.4 の証明と同様にすればよい．

A-2. 年間イベント発生率の信頼区間

観察人年を n とおく．すなわち

$$n = t_1 + t_2 + \cdots + t_r + c_1 + c_2 + \cdots + c_{n-r}.$$

このとき，年間イベント発生率は $\hat{p} = r/n$ で表されるので，年間イベント発生率の信頼区間は，イベント新発生率の信頼区間と同一，すなわち

二項分布の正規近似が適用できるとき

$0.1 < p < 0.9$ で n がかなり大きいとき二項分布の正規近似が適用できて，n: given とした条件の下で，年間イベント発生率 p の信頼度 95% の信頼区間 (p_L, p_U) は，次で与えられる．

$$p_L = \hat{p} - 1.96 \times SE, \quad p_U = \hat{p} + 1.96 \times SE,$$

ただし，$\hat{p} = r/n$, $SE = \left(\hat{p}(1 - \hat{p})/n\right)^{1/2}$.

二項分布の正規近似が適用できないとき

他方，p が極めて小さいとき，年間イベント発生率 p の信頼度 95% の信頼区間はポアソン近似を利用して，次で与えられる．

$$\left(\frac{\mu_L^*}{n}, \frac{\mu_U^*}{n}\right),$$

ただし，μ_L^*, μ_U^* はそれぞれ (2.4), (2.5) 式で与えられている．

例 2.3（続き） 図 2.3 より乳がんの年間再発率は，次で与えられる．

$$乳がんの年間再発率 = \frac{2}{2+4+1+3+5+5} = 0.1$$

また，その標準誤差は

$$SE = \left(\frac{(2/20)(1-2/20)}{20}\right)^{1/2} = 0.067.$$

この例では n が小さく，また $\hat{p} = 0.1$ も小さいので二項分布の正規近似は精度が極めて悪い．SE を求める程度で止めておく方が賢明である．どうしても信頼区間を求めた得れば，次のようにポアソン近似を利用して求めればよい．
(2.4), (2.5) 式より

$$\mu_L^* = 2\left(1 - \frac{1}{18} - \frac{1.96}{3\sqrt{2}}\right)^3 = 0.225,$$

$$\mu_U^* = 3\left(1 - \frac{1}{27} + \frac{1.96}{3\sqrt{3}}\right)^3 = 7.2.$$

よって，95% 信頼区間の信頼下限は

$$\frac{\mu_L^*}{n} = \frac{0.225}{20} = 0.011.$$

信頼上限は

$$\frac{\mu_U^*}{n} = \frac{7.2}{20} = 0.36.$$

B. カプラン–マイヤーの生存率曲線

サイズ n のリスク母集団を一定期間追跡調査して r 個のイベントが時点（年）$t_1, t_2, \ldots, t_r$ で 発生し，$n-r$ 個のセンサードが時点（年）$c_1, c_2, \ldots, c_{n-r}$ で 発生したとする．このとき，イベント非発生関数 $S(t) = P(T > t)$ の推定を考える．臨床の分野では，$S(t)$ は生存関数とよばれる．例えば，5 年生存率はこの関数をデータから推定しておくと $S(5)$ で算出される．

いま

$$t_1 < t_2 < \cdots < t_r$$

52   第 2 章　評価尺度

とすると

$$P(T > t_i) = P(T > t_i,\ T > t_{i-1},\ \ldots,\ T > t_2,\ T > t_1,\ T > 0)$$
$$= P(T > t_i \mid T > t_{i-1}) \ldots P(T > t_2 \mid T > t_1) P(T > t_1 \mid T > 0)$$

が成り立ち，さらに

$$P(T > t_i \mid T > t_{i-1}) = \bigl(1 - P(T \le t_i \mid T > t_{i-1})\bigr)$$

であるから，$t_0 = 0$ とおくと

$$S(t_i) = P(T > t_i) = \prod_{j=1}^{i} \bigl(1 - P(T \le t_j \mid T > t_{j-1})\bigr)$$

と表すことができる．ここで $P(T \le t_i \mid T > t_{i-1})$ は 時間（年）区間 $(t_{i-1},\ t_i\,)$ で初めてイベントが発生する確率であるから，この区間の当初に生存していた患者数を R_i，この区間に新たに発生したイベント数を n_i とすると，この確率は n_i / R_i で推定することができる．よって，$S(t_i)$ は次式で推定できる．

$$\hat{S}(t_i) = P(T > t_i) = \prod_{j=1}^{i} \bigl(1 - \frac{n_j}{R_j}\bigr). \tag{2.9}$$

定義 2.8 イベント発生時点 $t_1 < t_2 < \cdots < t_r$ を横軸，縦軸に $\hat{S}(t)$ をとって表した曲線を**カプラン–マイヤー生存率曲線**という．さらに，時間区間 $(t_{i-1},\ t_i)$ の当初の時点 t_{i-1} で生存している患者の集合を $\Re_{i-1}$ と表し時点 t_{i-1} での**リスク集合** (risk set) という．リスク集合 $\Re_{i-1}$ に属する患者数が R_{i-1} である．

例 2.4 図 2.3 は，乳がんの再発を図示した図であったが，この図で術後から再発までの時間を非再発曲線とよび，非再発曲線のカプラン–マイヤー曲線を求めよう．図よりイベント発生時点（年）は $t_1 = 2$，$t_2 = 4$ である．また，対応するリスク集合は $\Re_2 = \{A, B, C, E, F\ \}$，$\Re_4 = \{B, E, F\ \}$ であるから $R_2 = 5$，$R_4 = 3$ である．よって

$$\hat{S}(2) = (1-\frac{1}{5}) = \frac{4}{5} = 0.80,$$
$$\hat{S}(4) = (1-\frac{1}{5})(1-\frac{1}{3}) = 0.80\frac{2}{3} = 0.53.$$

これを図示したのが図 2.4 である.カプラン–マイヤー曲線は,図のように階段関数で表される.

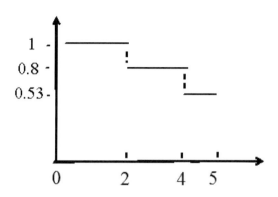

図 **2.4** 図 2.3 のカプラン–マイヤー曲線

2.4 比較の尺度

本節では,観察研究でよく使われるリスク母集団を比較する尺度とその推定量を紹介する.ただし,ここでは背景因子は考えない.

二つのリスク母集団 A, B を一定期間追跡調査してイベント発生を観察して両母集団のイベント新発生率を比較したいとする.追跡開始時点を原点としてイベント発生までの時間を T として T の観察を t_0 で打ち切る場合を考え

$$p_A = P(T \leq t_0 \mid T > 0, A), \quad p_B = P(T \leq t_0 \mid T > 0, B)$$

とおく.p_A, p_B はそれぞれ観察期間 $(0, t_o)$ に 1 個体がイベントが発生する

54   第 2 章　評価尺度

表 **2.4**　追跡調査の 2 × 2 表

	イベント発生個数	イベント非発生個数	計
母集団 A	X_A	$n_A - X_A$	n_A
母集団 B	X_B	$n_B - X_B$	n_B

表 **2.5**　表 2.4 に対応するセル確率表

	イベント発生率/個体	イベント非発生率/個体	計
母集団 A	p_A	$1 - p_A$	1
母集団 B	p_B	$1 - p_B$	1

確率（新発生率）を表す．リスク母集団 A，B のサイズをそれぞれ n_A, n_B と
して追跡期間中両母集団の全個体が観察され，リスク母集団 A では X_A 個，
リスク母集団 B では X_B 個のイベントが発生したとする．このとき，データ
は表 2.4 のような 2 × 2 にまとめることができる．これに対応して 1 個体がイ
ベントを発生する確率は，表 2.5 のように表すことができる．この表を表 2.4
の**セル確率表**という．

2.4.1　リスク差

定義 2.9　$p_A - p_B$ をリスク母集団 A と B の**リスク差** (risk difference)，あ
るいは**絶対リスク** (absolute risk) という．

注意 2.5　二つの薬剤 A，B の有効率を比較する場合 $p_A - p_B$ は**有効率の
差**とよばれる．このように，比較する対象によって，$p_A - p_B$ は様々なよび
方でよばれている．本書では「リスク差」という用語で統一する．

定理 2.4 よりリスク差 $p_A - p_B$ の推定量は

$$\hat{p}_A - \hat{p}_B = \frac{X_A}{n_A} - \frac{X_B}{n_B}$$

で与えられる．

「リスク母集団 A と B でリスク等しい」は

$$p_A = p_B$$

で表される．両母集団のリスクが等しくても $\hat{p}_A - \hat{p}_B = 0$ とは限らない．データにはばらつきがあるからである．ばらつきを考慮に入れた上で $\hat{p}_A - \hat{p}_B$ がどれくらい大きければ $p_A > p_B$ と判定できるかを吟味するためには，次の定理で与えられる $p_A - p_B$ の信頼度95%の信頼区間が役に立つ．

定理 2.7

信頼度95%の $p_A - p_B$ の信頼区間は，n_A, n_B が大きいとき近似的に

$$(\hat{p}_A - \hat{p}_B - 1.96 \times SE, \hat{p}_A - \hat{p}_B - 1.96 \times SE)$$

で与えられる．ただし

$$SE = \left(\frac{\hat{p}_A(1 - \hat{p}_A)}{n_A} + \frac{\hat{p}_B(1 - \hat{p}_B)}{n_B} \right)^{1/2}.$$

証明. 柳川・荒木共著『バイオ統計の基礎』（バイオ統計シリーズ 1，近代科学社）p.143 参照．

定理 2.7 で与えられた信頼度95%の信頼区間を利用すると，次のような判定ができる（図 2.5 参照）．

- 区間が原点の右にあるとき $\longrightarrow$ 有意水準5%で $p_A > p_B$ のエビデンスがえられた．
- 区間が原点の左にあるとき $\longrightarrow$ 有意水準5%で $p_A < p_B$ のエビデンスがえられた．
- 区間が原点を含むとき $\longrightarrow$ 有意水準5%で $p_A > p_B$ あるいは $p_A < p_B$ のエビデンスは得られなかった．

2.4.2 リスク比

定義 2.10 p_A/p_B をリスク母集団 A と B のリスク比 (risk ratio) という．

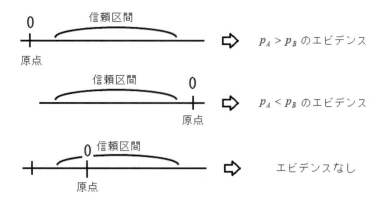

図 2.5 信頼区間を用いる判定

定理 2.4 よりリスク比の推定量は

$$\frac{\hat{p}_A}{\hat{p}_B} = \frac{X_A/n_A}{X_B/n_B}$$

で与えられる.

リスク比の信頼区間を求めよう. n_A, n_B が大きいとして $\hat{p}_A/\hat{p}_B$ の分布を正規近似して求めたいが,一般に比は分母が小さくなると爆発的に大きくなるため正規近似の精度が悪い.しかし,比の対数は高い精度で正規近似できる.比の対数を考えよう.まず,準備を行う.

補題 2.1 $\hat{p}$ が p に十分近いとき,次の近似が成り立つ.

$$\log \hat{p} - \log p \approx \frac{1}{p}(\hat{p} - p).$$

証明 対数の微分

$$\lim_{\hat{p} \to p} \frac{\log \hat{p} - \log p}{\hat{p} - p} = \frac{1}{p}$$

を書き換えたにすぎない.

2.4 比較の尺度　57

定理 2.8

信頼度 95%のリスク比 p_A/p_B の信頼区間は，n_A，n_B が大きいとき近似的に，次で与えられる．

$$\frac{\hat{p}_A}{\hat{p}_B} \exp(-1.96 \times SE) < \frac{p_A}{p_B} < \frac{\hat{p}_A}{\hat{p}_B} \exp(1.96 \times SE).$$

ただし

$$SE = \left(\frac{1}{n_A} \frac{1-\hat{p}_A}{\hat{p}_A} + \frac{1}{n_B} \frac{1-\hat{p}_B}{\hat{p}_B} \right)^{1/2}$$

証明. 補題 2.1 より，次の近似が成り立つ．

$$\log \frac{\hat{p}_A}{\hat{p}_B} - \log \frac{p_A}{p_B} = (\log \hat{p}_A - \log p_A) - (\log \hat{p}_B - \log p_B)$$

$$\approx \frac{1}{p_A}(\hat{p}_A - p_A) - \frac{1}{p_B}(\hat{p}_B - p_B) \tag{2.10}$$

上式右辺に二項分布の正規近似を適用すると $\log(\hat{p}_A/\hat{p}_B)$ の分布は，平均 0，分散が次のように算出される正規分布で近似できることが分かる．

$$V\left(\log \frac{\hat{p}_A}{\hat{p}_B} \right) \approx \left(\frac{1}{p_A} \right)^2 V(\hat{p}_A) + \left(\frac{1}{p_B} \right)^2 V(\hat{p}_B)$$

$$= \frac{1}{n_A} \frac{1-p_A}{p_A} + \frac{1}{n_B} \frac{1-p_B}{p_B}. \tag{2.11}$$

この近似を適用し，さらに (2.11) 式の p_A，p_B をその推定値 $\hat{p}_A, \hat{p}_B$ で置き換えると，信頼度 95%の $\log(p_A/p_B)$ の信頼区間が次のように構成できる．

$$\log \frac{\hat{p}_A}{\hat{p}_B} - 1.96 \times SE < \log \frac{p_A}{p_B} < \log \frac{\hat{p}_A}{\hat{p}_B} + 1.96 \times SE,$$

ただし

$$SE = \left(\frac{1}{n_A} \frac{1-\hat{p}_A}{\hat{p}_A} + \frac{1}{n_B} \frac{1-\hat{p}_B}{\hat{p}_B} \right)^{1/2}$$

である．この不等式を指数変換して関係式 $\exp(\log x) = x$ を適用して元にもどすと，定理で与えた信頼度 95%の信頼区間が求まる．

58   第2章 評価尺度

2.4.3 過剰リスク

2011年3月11日に発生した東北大震災では，東京電力福島第一原子力発電所（以下，原発と略記）から放出された放射線の発がんリスクの評価に過剰リスクというコトバがしばしば登場する．原発事故の例を用いて，過剰リスクを解説する．

過剰リスクには，過剰絶対リスクと過剰相対リスクがある．過剰絶対リスクは，本書でリスク差とよんだ指標のことである．これに対して，放射線に d シーベルト曝露したヒトが一生涯にがんで死亡する確率を $P(d:z)$，放射線に曝露せず背景因子によって一生涯にがんで死亡する確率を $P_0(z)$ で表すと**過剰相対リスク** (excess rerarive risk) は

$$ERR = \frac{P(d:z) - P_0(z)}{P_0(z)}$$

で定義される，ただし，z は被ばくしたヒトの性別や年齢などの背景因子を表す．このように ERR は，背景因子 z に依存する．国際放射線防護委員会 (ICRP) の放射線被ばくに関する安全性の勧告[7] では，放射線1シーベルトに被ばくした場合，生涯にがんで死亡する過剰相対リスクは，背景因子を平均化したとき 5.5% と見積もっている．これが，マスメディアなどで単純に発がんの**過剰リスク**とよばれているものの正体である．

放射線曝露によるがんのリスク評価には，曝露線量と発がんの間に，一般に線形関係が仮定される．ICRP の勧告では，d シーベルト曝露した時の過剰相対リスクは ERR=0.055 であるから，上式より，次の関係が導かれる．

$$P(d:z) = p_0(z)(1 + 0.055\ d).$$

つまり，d シーベルトに曝露したヒトは，曝露していないヒトの $1 + 0.055\ d$ 倍生涯にがんで死亡するリスクが増加する．例えば，100ミリシーベルトに

---

[7] ICRP Publication 103 The 2007 Recommendations of the International Commission on Radiological Protection.

曝露すると，曝露していない場合に比べ，人口 10 万人当り

$$100,000 \times (0.055 \times \frac{100}{1000}) = 550 \, \text{人}$$

生涯にがんで死亡する人が増加する．ちなみに，平成 20 年度の 1 年間に日本でがんで亡くなった人は，人口 10 万人当り 270 人であった．

2.4.4 オッズ比

A. 定義

定義 2.11 p_A, p_B を表 2.5 で与えたセル確率とする．$p_A/(1-p_A)$ をリスク母集団 A の**オッズ** (odds) といい

$$\psi = \frac{p_A/(1-p_A)}{p_B/(1-p_B)} = \frac{p_A(1-p_B)}{(1-p_A)p_B}$$

をリスク母集団 B に対するリスク母集団 A の**オッズ比** (odds ratio) という．

競走馬 A が競馬で勝つ確率を p_A で表わすとき，オッズ（賭け率）はこの馬にお金をかける賭け率として，イギリスの競馬で使われてきた概念である．オッズが大きいほどこの馬が勝つ度合が大きい，したがってこの馬に賭けると儲かる可能性が高いことを表わす尺度である．B に対する A のオッズ比とは，馬 A が馬 B に勝利する可能性の強さを表す．転じて，例えば乳がんの術後再発に関して，免疫療法と化学療法の併用 (A) が乳がんを再発する可能性が免疫療法単独 (B) の場合と比べてどれ程大きいか（小さいか）を表す尺度として利用される．

注意 2.6 オッズ比を臨床的に解釈することは容易でないが，p_A, p_B が小さいときオッズ比は，ほぼリスク比 p_A/p_B と等しくなる．例えば，2010 年の全国肺がんのり患率は 118 人（人口 10 万人対）である，$p_B = 118/100,000$，p_A をその 4 倍，すなわち $p_A = 472/100,000$ とするとき

$$\text{オッズ比} = \frac{p_A(1-p_B)}{(1-p_A)p_B} = \frac{472(1-(118/100000)}{118(1-(472/100000)} = 4.01.$$

となり，オッズ比はリスク比 ($p_A/p_B = 4$) とほぼ等しいことが分かる．

60 第2章 評価尺度

B. オッズ比の推定量

表 2.4 で与えられたデータに対してオッズ比の推定量は，定理 2.4 より

$$\hat{\psi} = \frac{\hat{p}_A(1-\hat{p}_B)}{(1-\hat{p}_A)\hat{p}_B} = \frac{X_A(n_B - X_B)}{(n_A - X_A)X_B}$$

で与えられる．ただし，$\hat{p}_A = X_A/n_A$, $\hat{p}_B = X_B/n_B$ である．

C. オッズ比の信頼区間

定理 2.9

オッズ比 $\psi = p_A(1-p_B)/[(1-p_A)p_B]$ の信頼度 95%の信頼区間は，n_A, n_B が大きいとき近似的に，次で与えられる．

$$\hat{\psi}\exp\bigl(-1.96 \times SE(\hat{\psi})\bigr) < \psi \le \hat{\psi}\exp\bigl(1.96 \times SE(\hat{\psi})\bigr).$$

ただし

$$\hat{\psi} = \frac{\hat{p}_A(1-\hat{p}_B)}{(1-\hat{p}_A)\hat{p}_B}$$

$$SE(\hat{\psi}) = \left(\frac{1}{X_A} + \frac{1}{n_A - X_A} + \frac{1}{X_B} + \frac{1}{n_B - X_B}\right)^{1/2}.$$

証明. 補題 2.1 を適用すると定理 2.8 の証明と同様に，次の近似が成り立つ．

$$\log\hat{\psi} - \log\psi = (\log\hat{p}_A - \log p_A) - [\log(1-\hat{p}_A) - \log(1-p_A)$$

$$+ (\log\hat{p}_B - \log p_B) - [\log(1-\hat{p}_B) - \log(1-p_B)]$$

$$\approx \frac{1}{p_A(1-p_A)}(\hat{p}_A - p_A) + \frac{1}{p_B(1-p_B)}(\hat{p}_B - p_B).$$

よって

$$V(\log\hat{\psi}) \approx \frac{1}{n_A p_A(1-p_A)} + \frac{1}{n_B p_B(1-p_B)}$$

この式の p_A, p_B をその推定量 $\hat{p}_A = X_A/n_A$, $\hat{p}_B = X_B/n_B$ で置き換えると，標準誤差 SE の推定量は

$$SE(\hat{\psi}) = \Bigl(V(\log\hat{\psi})\Bigr)^{1/2}$$

表 **2.6** 喫煙習慣と肺がんの関連性 (Doll and Hill)

	肺がんあり	肺がんなし	計
喫煙習慣あり (A)	299	99,701	100,000
喫煙習慣なし (B)	7	99,993	100,00

$$= \left(\frac{1}{X_A} + \frac{1}{n_A - X_A} + \frac{1}{X_B} + \frac{1}{n_B - X_B} \right)^{1/2}$$

で与えられる. よって $\log \psi$ の信頼度 95%の信頼区間は

$$\log \hat{\psi} - 1.96 \times SE(\hat{\psi}) < \log \psi < \log \hat{\psi} + 1.96 \times SE(\hat{\psi})$$

で近似的に与えられる. よって元に戻すため両辺を指数変換するとオッズ比の信頼区間が次のように与えられる.

$$\hat{\psi} \exp \left(-1.96 \times SE(\hat{\psi}) \right) < \psi < \hat{\psi} \exp \left(1.96 \times SE(\hat{\psi}) \right).$$

2.5 評価指標の特徴

前節で紹介した評価指標の特徴を数値例を用いて見てみよう.

2.5.1 バークソンのパラドクス

表 2.6, 表 2.7 は, イギリスの内科医約 34,000 人を 17 年間追跡調査して喫煙習慣と疾病との関連性を調べた Doll and Hill[8] によって与えられた喫煙習慣と肺がんの関連性 (表 2.6), および喫煙習慣と冠動脈血栓の関連性 (表 2.7) を人口 10 万人をベースにして示したデータである. これに対して, 表 2.4 は実際に得られる観察データである. 両者は異なる. しかし, 本節では説明のため表 2.7 のデータを 2.4 と同じ形式で与えられた二組データとみなし, 前節で導入した比較の尺度を算出し, その特徴を数値的に吟味する.

---

[8] Doll, R. and Hill, A.B.: A study of the etiology ofcarcinoma of the lung, *Britisj Medical J.* 2, 1271-1286 (1952).

62   第2章　評価尺度

表 **2.7**　喫煙習慣と冠動脈血栓の関連性 (Doll and Hill)

	冠動脈血栓あり	冠動脈血栓なし	計
喫煙習慣あり (A)	1,523	98,477	100,000
喫煙習慣なし (B)	422	99,578	100,000

2.5.2　比較の尺度の推定値

表2.6, 表2.7で与えたデータを用いて前節で定義したリスク差, リスク比, 過剰リスク, オッズ比の推定値を求めよう.

A.　肺がんに対する喫煙習慣のリスク

喫煙習慣なしの人に対する喫煙習慣ありの人の肺がんリスクを求める. 表2.6 より, $X_A = 209$, $X_B = 7$, $n_A = n_B = 100,000$. よって

$$\hat{p}_A = \frac{299}{100,000}, \quad \hat{p}_B = \frac{7}{100,000}$$

であるから

- リスク差$=\hat{p}_A - \hat{p}_B = \frac{292}{100,000}$,
- 過剰リスク$=\frac{\hat{p}_A-\hat{p}_B}{\hat{p}_B} = \frac{292}{7} = 41.7$,
- リスク比$=\frac{\hat{p}_A}{\hat{p}_B} = \frac{299}{7} = 42.71$,
- オッズ比$=\frac{\hat{p}_A(1-\hat{p}_B)}{(1-\hat{p}_A)\hat{p}_B} = \frac{299}{7} \times 1.003 = 42.84$.

B.　冠動脈血栓に対する喫煙習慣のリスク

表2.7 より, $X_A = 1,523$, $X_B = 422$, $n_A = n_B = 100,000$. よって

$$\hat{p}_A = \frac{1,523}{100,000}, \quad \hat{p}_B = \frac{422}{100,000}$$

であるから, 次のように算出できる.

- リスク差$=\hat{p}_A - \hat{p}_B = \frac{1,101}{100,000}$,
- 過剰リスク$=\frac{\hat{p}_A-\hat{p}_B}{\hat{p}_B} = \frac{1,101}{422} = 2.61$,
- リスク比$=\frac{\hat{p}_A}{\hat{p}_B} = \frac{1,523}{422} = 3.61$,

2.5 評価指標の特徴　　63

表 **2.8**　評価尺度の比較

	リスク差 *	過剰リスク *	リスク比	オッズ比
肺がん (A)	292	41.7	42.71	42.84
冠動脈血栓 (B)	1,101	2.61	3.61	3.65

*: 人口 10 万人当り

- オッズ比$= \dfrac{\hat{p}_A(1-\hat{p}_B)}{(1-\hat{p}_B)\hat{p}_B} = \dfrac{1,523}{422} \times 1.01 = 3.65.$

2.5.3　評価指標の特徴

表 2.8 に，上の A，B で算出された肺がんと冠動脈血栓の 4 つの評価指標の値をまとめた．表より次のことが分かる．

- 肺がんおよび冠動脈血栓の両者においてリスク比とオッズ比の値は，ほぼ等しい．一般に，$\hat{p}_A, \hat{p}_B$ の値が 2000/100,000 以下なら実質的に両者は等しい．
- 過剰リスクは，リスク比の値が大きいとき，リスク比およびオッズ比と，ほぼ同一である．この指標は，リスク比の値が一桁のとき意味を持つ．
- リスク差を見ると肺がん (292/10 万) の方が冠動脈血栓 (1,101/10 万) より小さい．つまり喫煙のリスクは肺がんよりも冠動脈血栓の方が大きい．
- オッズ比を見ると肺がん (42.84) の方が冠動脈血栓 (3.65) より大きい．つまり喫煙のリスクは肺がんの方が冠動脈血栓よりも方が大きい．適用する評価尺度によってリスクの大小関係が逆転する．

リスク差とリスク比でリスクの大小関係が逆転することに注意してほしい．この現象は，バークソンが初めて指摘[9] したことにちなんで**バークソンのパラドクス** (Berkson's paradox) とよばれている．

研究に用いる評価の指標は，バークソンのパラドクスを頭に入れて研究の目的に合うように選択しなければならない．

---

[9] Berkson, J.: Smoking and lung cancer: some observation on two recent reports, *J. of American Statistical Association*. 53, 28-38 (1958).

64   第 2 章　評価尺度

　例えば，喫煙の危険性を国民に対してアピールするのが目的であるのなら
リスク比，あるいはオッズ比が好ましい．リスク差を用いると，喫煙は非喫
煙者と比べて肺がんり患する人を増やすといっても「人口 10 万人につきたっ
た 292 人？」という反応が返ってくるだけである．これに対してリスク比を
用いて「喫煙は非喫煙者と比べて肺がんり患する人を 42.7 倍に増やす」とい
う方がインパクトははるかに大きいからである．

　他方，医療費削減のため患者数を減らすことに目的があるのなら評価尺度
としてリスク差を用いるほうが良いであろう．非喫煙の指導を行うことによ
り冠動脈血栓り患の患者数を人口 10 万人につき 1,100 人，肺がんり患を 292
人減らすことが出来ると主張する方が目的に合致するからである．

2.6　第 2 章のエピローグ

　観察研究では，評価指標の選択が重要である．研究目的の達成は，どのよ
うな指標を評価指標として用いるかにかかっている，といわれている．この
ような事情もあり，医学の各分野で重要な評価指標が提案され，利用されて
いる．このため，本来同じものが異なる名前でよばれていることも多い．議論
を始めるには，まず用語を統一しなければならない．

　本章では，指標をパラメータとして定義し，様々な指標は，その最尤推定
量として位置づけることによって，評価指標の統一化を行った．

　著者は，米国立癌研究所 (National Cancer Institute) の環境疫学部で研究
に従事したことがある．環境疫学という新しい学問分野が産声を上げたばかり
のときで，Harvard 大学，Jons Hopkins 大学等で疫学の博士を得たばかりの
若い俊英たちとの共同研究に従事したが，最も当惑したのは評価指標を始め
とする疫学専門用語の多くが出身大学ごとに異なることであった．当時 (1970
年代後半) は米国でもそのような状態であった．共通の土俵で discussion す
るのが難しいのである．

　疫学用語を統一するには，本章で行ったように確率を用いて概念を整理す

るのが有効である．この際難しい確率は必要ない．せいぜい事象，確率，条件付き確率，ベイズの定理程度の理解で十分である．これらについては，本シリーズ第1巻『バイオ統計の基礎』1章で解説されているので参照してほしい．

本書では，本章で定義した用語を厳守する．読者の専門分野で日常的に使用されている用語と同じ用語であっても意味が異なっている場合があることに注意してほしい．

Appendix 1-A1.

定理 1-A1 (1) n 回のベルヌイ試行において1回の試行で起こる成功の確率 p が極めて小さいとき，二項分布は平均 $\mu = np$ のポアソン分布で近似できる．

(2) D が平均 μ のポアソン分布に従うとき，μ の信頼度 $100(1-\alpha)$%の信頼区間の下限と上限は，次式で近似できる．

$$\mu_L^* = D\left(1 - \frac{1}{9D} - \frac{z_{\alpha/2}}{3D^{1/2}}\right)^3, \tag{2.12}$$

$$\mu_U^* = (D+1)\left(1 - \frac{1}{9(D+1)} + \frac{z_{\alpha/2}}{3(D+1)^{1/2}}\right)^3, \tag{2.13}$$

ただし，$z_{\alpha/2}$ は標準正規分布の上側 $100 \times \alpha/2$%点である．

証明. (1) 『統計数学』(柳川著 近代科学社，6.3節) 参照．(2) D が平均 μ のポアソン分布に従うとき，次の近似式が成り立つことが知られている[10]．

$$P(D \leq x) \approx (2\pi)^{-1/2} \int_{g(x)}^{\infty} e^{-u^2/2} du,$$

---

[10] Johnson,N., Kotz, S. and Kemp, A.W. 著 *Univariate Discrete Distributions* (JOHN WILEY & SONS) p.162 (4.39) 式参照．

66   第 2 章 評価尺度

ただし
$$g(x) = 3\left(\left(\frac{\mu}{x+1}\right)^{1/3} - 1 + \frac{1}{9(x+1)}\right)(x+1)^{1/2}.$$

$g(x)$ を x で微分すると, $x > 0$ のとき容易に $dg(x)/dx < 0$ が示され $g(x)$ が $x > 0$ の範囲で単調減少関数であることが分かる. よって

$$P(D \leq x) = P\big(g(D) \geq g(x)\big)$$

が成り立ち, 上の近似式と照らし合わせると $g(D)$ の分布が標準正規分布で近似できることが分かる. いま, 簡単な計算を行うと不等式 $\mu \leq \mu_U^*$ は $g(D) \leq z_{\alpha/2}$ と書き表わすことができる. よって

$$P(\mu \leq \mu_U^*) = p\bigg(\big(g(D) \leq z_{\alpha/2}\big)\bigg) \approx 1 - \alpha/2.$$

他方, 同様な計算で $\mu_L^* < \mu$ は $g(D-1) > -z_{\alpha/2}$ と表され, かつ $P(D-1 < x) = P(D \leq x)$ より

$$P(\mu_{<}\mu_L^*) = P\bigg(g(D-1) < -z_{\alpha/2}\bigg) = P\bigg(g(D) \leq -z_{\alpha/2}\bigg) = \alpha/2.$$

よって

$$P(\mu_L^* \leq \mu \leq \mu_U^*) = P(\mu \leq \mu_U^*) - P(\mu < \mu_L^*) = 1 - \frac{\alpha}{2} - \frac{\alpha}{2} = 1 - \alpha.$$

よって (μ_L^*, μ_U^*) が信頼度 100(1-α)%の信頼区間であることが示された.

(証明終り)

第3章 ロジスティックモデル

3.1 はじめに

前章では，背景因子を考慮せずに，観察研究でよく使われるリスク母集団を比較する尺度とその推定量を紹介した．しかしながら，ヒトを対象として行われる観察研究では背景因子は無視できない．背景因子によって比較結果が影響を受けるからである．背景因子の影響を調整する最も単純な方法は，1章で紹介したように背景因子によって層別を行うことである．層別を一般化した方法としてロジスティックモデルとよばれる数学モデルで背景因子の影響を調整する方法がある．ロジスティックモデルは，通常の回帰分析に使われる回帰モデルの一つである．通常の回帰分析は，目的変数 (Y) が血圧や血糖値などの量的変数である時に適用される．これに対してロジスティックモデルは，目的変数 Y が効果（あり，なし）や発病（yes, no）などの質的な変数の場合に適用される．本章では，まず次節で簡単な基本的枠組みを述べ，この枠組みの中で，ロジスティックモデルの紹介を行う．次に，3.5節以降で枠組みを広げたロジスティックモデルの適用について紹介を行う．

3.2 基本的枠組み

まず，次の基本的枠組みでロジスティックモデルを定義し，回帰係数の意味を考える．

- 目的変数を Y とおく．Y をイベント発生のとき $Y = 1$，非発生のとき $Y = 0$ とする二値変数とする．
- X_1 をイベント発生との関連性が疑われる変数とする．
- 推測の対象はオッズ比である．
- X_2, X_3 を $X_1 \Rightarrow Y$ の関連性に影響を与える可能性をもつ背景因子とする

68   第3章　ロジスティックモデル

• X_1, X_2, X_3 は, いずれも 0, 1 の値をとる二値変数とする.

一般のロジスティックモデルは, 連続型および二値を問わず, しかも説明変数が多数ある場合に適用されるが, 本節では説明を簡単にするため, 背景因子を 2 個に限定し X_1, X_2, X_3 をすべて 0, 1 の値をとる二値変数としておく. 例えば, 次のような場合である.

例 3.1　（喫煙と肺がんの関連性）

$$Y = \begin{cases} 1 : 肺がん\,Yes \\ 0 : 肺がん\,No \end{cases},$$

$$X_1 = \begin{cases} 1 : 喫煙\,Yes \\ 0 : 喫煙\,No \end{cases}, \quad X_2 = \begin{cases} 1 : 男性 \\ 0 : 女性 \end{cases}, \quad X_3 = \begin{cases} 1 : 60\,歳以上 \\ 0 : 60\,歳未満 \end{cases}.$$

とする. 推測の対象は, 肺がんに対する喫煙のオッズ比である. このオッズ比は性別と年齢に依存する. したがって, 性別 (X_2) と年齢 (X_3) で層別して, 層ごとに表わさなければならない. すなわち, 60 歳以上の男性の層は $(X_2, X_3) = (1, 1)$ と表されるから, この層のオッズ比は $\psi(1, 1)$ と書ける. 他も同様である. 例えば, 60 歳未満の女性のオッズ比は $\psi(0, 0)$ である.

この表し方を一般化したのが, 次の定義である.

定義 3.1

$$\psi(x_2, x_3) = \frac{P(Y = 1 \mid X_1 = 1, X_2 = x_2, X_3 = x_3)}{P(Y = 0 \mid X_1 = 1, X_2 = x_2, X_3 = x_3)}$$
$$\left(\frac{P(Y = 1 \mid X_1 = 0, X_2 = x_2, X_3 = x_3)}{P(Y = 0 \mid X_1 = 0, X_2 = x_2, X_3 = x_3)} \right)^{-1},$$

を X_2, X_3 の影響を調整したときの X_1 の Y に対する**調整オッズ比** (adjusted odds ratio) という, ただし $x_2, x_3 = 0, 1$ である.

調整オッズ比の意味は, 例 3.1 から明らかなように性別と年齢に関する依

存性を，性別と年齢で層別して表わすことに他ならない．

3.3 ロジスティックモデルの定義

上の基本的枠組みの下でロジスティックモデルを定義する．

定義 3.2

$$\log \frac{P(Y = 1 \mid X_1 = x_1, X_2 = x_2, X_3 = x_3)}{P(Y = 0 \mid X_1 = x_1, X_2 = x_2, X_3 = x_3)}$$
$$= \beta_0 + \beta_1 x_1 + \beta_2 x_2 + \beta_3 x_3 + \gamma_1 x_1 * x_2 + \gamma_2 x_1 * x_3 + \gamma_3 x_2 * x_3$$

$$(3.1)$$

をロジスティック回帰モデル (logistic regression model)，略してロジスティックモデル (logistic model) という．また，β_0 を切片 (intercept)，$\beta_i, \gamma_i,$ $(i = 1, 2, 3)$ を回帰係数 (regression coefficient) といい，$x_i * x_j$ を x_i と x_j の交互作用項 (interaction term) という $(i, j = 1, 2, 3)$.

通常の回帰モデルは Y が連続変数であることが前提とされている．これに対して，ロジスティック回帰モデルでは Y が二値変数の場合である．両者は，多くの特徴や性質を共有しているが，ロジスティックモデルには，Y が二値変数であることからくる，次のような特有の特徴や性質がある．

3.4 ロジスティックモデルの特徴と性質

3.4.1 ロジスティック変換

確率 P は，区間 $[0, 1]$ の値をとる．P を変換した

$$\log \frac{P}{1 - P}$$

は $0 < P < 1$ のとき $(-\infty, \infty)$ の範囲の値をとる（図 3.1 参照）．この変換を P のロジスティック変換 (logistic transformation) という．

$$P(Y = 0 \mid X_1 = x_1, X_2 = x_2, X_3 = x_3)$$

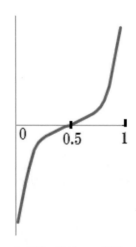

図 3.1 ロジスティック変換: 横軸 P, 縦軸 $f(P) = \log[P/(1-P)]$

$$= 1 - P(Y = 1 \mid X_1 = x_1, X_2 = x_2, X_3 = x_3)$$

であるから,ロジスティックモデル (3.1) の左辺は $P(Y = 1 \mid X_1 = x_1, X_2 = x_2, X_3 = x_3)$ のロジスティック変換に他ならない.一般に,区間 [0, 1] の値をとる P を直接 (3.1) 式の右辺のような線形モデルで表すのは制約的で,例えば回帰係数の推定値を代入して推定した P の推定値が区間 [0, 1] の外にはみ出すなどの困ったことが起きる.ロジスティック変換は,区間 [0, 1] の制約を取り除き統計的推測に柔軟性をもたらす工夫である.

3.4.2 回帰係数の意味

A. 交互作用項をもたないモデル

説明を分かりやすく行うため,まず交互作用項をもたない次のロジスティックモデルについて考える.

$$\log \frac{P(Y = 1 \mid X_1 = x_1, X_2 = x_2, X_3 = x_3)}{P(Y = 0 \mid X_1 = x_1, X_2 = x_2, X_3 = x_3)} = \beta_0 + \beta_1 x_1 + \beta_2 x_2 + \beta_3 x_3. \tag{3.2}$$

層 $(X_2, X_3) = (x_2, x_3)$ における X_1 の Y に対する対数オッズ比は，このモデルを用いると次のように表される．

$$
\begin{aligned}
&\log \psi(x_2, x_3) \\
&= \log \frac{P(Y = 1 \mid X_1 = 1, X_2 = x_2, X_3 = x_3)}{P(Y = 0 \mid X_1 = 1, X_2 = x_2, X_3 = x_3)} \\
&\qquad\quad - \log \frac{P(Y = 1 \mid X_1 = 0, X_2 = x_2, X_3 = x_3)}{P(Y = 0 \mid X_1 = 0, X_2 = x_2, X_3 = x_3)} \\
&= (\beta_0 + \beta_1 + \beta_2 x_2 + \beta_3 x_3) - (\beta_0 + \beta_2 x_2 + \beta_3 x_3) \\
&= \beta_1.
\end{aligned}
$$

つまりロジスティックモデル (3.2) の X_1 の回帰係数 β_1 は，X_2，X_3 で調整した対数調整オッズ比である．すなわち，次の特徴が成り立つ．

特徴 1. 交互作用項をもたないロジスティックモデル (3.2) の X_1 の回帰係数 β_1 は，X_1 が二値変数の場合には，X_2，X_3 で調整したときの X_1 の Y に対する対数調整オッズ比である．

特徴 1 を利用して調整オッズ比を推定するにはロジスティックモデル (3.2) をデータに当てはめて β_1 の推定値 $\hat{\beta}_1$ を求めておき

$$\text{調整オッズ比の推定値} = \exp(\hat{\beta}_1)$$

とすればよい．

ロジスティックモデル (3.2) の回帰係数 β_1 は，層 $(X_2, X_3) = (x_2, x_3)$ に依存しない．つまり，例 3.1 についていえば，60 歳以上の男性，60 歳以上の女性，60 歳未満の男性，60 歳未満の女性の 4 個の層が作られるが，β_1 は各層で均一の値をとる．いいかえれば，ロジスティックモデル (3.2) は，各層での調整オッズ比が均一であるという強い仮定を置いたモデルである．この均一のオッズ比のことを**共通オッズ比** (common odds ratio) という．

観察データの解析では，1970 年頃まではマンテル–ヘンツェル (**Mantel-**

72   第3章　ロジスティックモデル

Haenszel) 法[1] とよばれる方法が主流であった．この方法は観察データはう
まく層別すれば各層のオッズ比は層間でほぼ均一にできるという発見に基づ
いており，このオッズ比，つまり共通オッズ比，こそ交絡因子の影響を取り
除いた真のオッズ比であると考え，層別されたデータから共通オッズ比の検
定量と推定量を構成してデータ解析を行う方法である．

　以下に紹介するように交互作用項をもつロジスティックモデルでは，共通
オッズ比の仮定をおかず，柔軟な立場でモデルをデータに当てはめ交互作用項
を検定し，有意でなければ無視するという考え方で「データに最も適合する」
最終的なモデルを構築する．1970 年以降に急速に普及した合理的な考え方で
あるが，この考え方に対してマンテル–ヘンツェル法の開発者である Mantel
は，著者への書簡の中で「観察データは種々のバイアスにまみれた汚いデー
タであって，精密な統計推論を適用しても本質は取り出せない．かえって間
違う」と近年の動向を痛烈に批判している．著者が在籍した米国立環境衛生
科学研究所で共同研究を行っていた複数の疫学者達も「ロジスティックモデ
ルで解析すれば，モデルによって結果がコロコロ変わる，オレ達は数学モデ
ルは信用しない」と宣言し，ロジスティックモデルで得られた結果について
マンテル–ヘンツェル法で同じ結果が得られるかどうか必ずチェックしていた
のが印象的であった．

　マンテル–ヘンツェル法は，交互作用項をもたないロジスティックモデル
(3.2) で解析することに対応する．

B. 交互作用項をもつロジスティックモデル

　交互作用項をもつ一般的ロジスティックモデル (3.1) について考えよう．層
$(X_2, X_3) = (x_2, x_3)$ における X_1 の Y に対する対数オッズ比は，モデル
(3.1) より，次のように表される．

$$\log \psi(x_2, x_3)$$

---

[1] Mantel, N. and Haenszel, W.: Statistical aspects of analysis of data from retrospective studies of disease. *J. of National Cancer Institute*, 22, 719-748 (1959).

$$= \log \frac{P(Y = 1 \mid X_1 = 1, X_2 = x_2, X_3 = x_3)}{P(Y = 0 \mid X_1 = 1, X_2 = x_2, X_3 = x_3)}$$

$$- \log \frac{P(Y = 1 \mid X_1 = 0, X_2 = x_2, X_3 = x_3)}{P(Y = 0 \mid X_1 = 0, X_2 = x_2, X_3 = x_3)}$$

$$= (\beta_0 + \beta_1 + \beta_2 x_2 + \beta_3 x_3 + \gamma_1 x_2 + \gamma_2 x_3 + \gamma_3 x_2 * x_3)$$

$$- (\beta_0 + \beta_2 x_2 + \beta_3 x_3 + \gamma_3 x_2 * x_3)$$

$$= \beta_1 + \gamma_1 x_2 + \gamma_2 x_3.$$

つまり,層 $(X_2, X_3) = (x_2, x_3)$ における X_1 の Y に対する対数オッズ比はモデル (3.1) では $\beta_1 + \gamma_1 x_2 + \gamma_2 x_3$ で与えられ x_2, x_3 に依存する.

例 3.1（つづき）　各層で対数オッズ比 $\log \psi(x_2, x_3)$ は次のように与えられる.

60 歳以上の男性: $\log \psi(1, 1) = \beta_1 + \gamma_1 + \gamma_2$,

60 歳以上の女性: $\log \psi(0, 1) = \beta_1 + \gamma_2$,

60 歳未満の男性: $\log \psi(1, 0) = \beta_1 + \gamma_1$,

60 歳未満の女性: $\log \psi(0, 0) = \beta_1$.

特徴 2.　交互作用項をもつロジスティックモデル (3.1) では,X_1 の Y に対する対数オッズ比は層ごとに異なり,層 $(X_1, X_2) = (x_1, x_2)$ では

$$\log \psi(x_2, x_3) = \beta_1 + \gamma_1 x_2 + \gamma_2 x_3$$

で与えられる.

注意 3.1　上の対数オッズ比 $\log \psi(x_2, x_3)$ はモデル (3.1) の X_2 と X_3 の交互作用項 $x_2 * x_3$,つまり γ_3 に依存しない.しかし $x_2 * x_3$ を導入して算出した $\beta_1, \gamma_1, \gamma_2$ の推定値と,導入せずに推定した推定値は大きく異なる場合がある.モデルにこの交互作用項を入れるか入れないかの判断は,入れたモデルと入れないモデルを比較してどちらがデータに良く適合するかを吟味して行う.

74   第3章 ロジスティックモデル

3.5 一般的なロジスティックモデル

上では，基本的枠組みの下でロジスティックモデルの紹介をした．基本的枠組みでは X_1, X_2, X_3 はすべて二値 $0, 1$ の値をとる二値変数であった．しかしながら，一般的なロジスティックモデルではこのような制約は必要ない．X_1, X_2, X_3 がすべて連続変数であってもこれらの中に二値変数が混じっていても問題なく適用できる．ただし，適用したときに推定される回帰変数の意味は次の様に変わる．

- [X_1 が連続変数のとき]　交互作用項をもたないロジスティックモデル (3.2) の回帰係数 β_1 は X_1 が一単位増加するときの $Y = 0$ に対する $Y = 1$ の対数オッズ比を表す．

例えば，X_1 が収縮期血圧（単位 mmHg）のとき収縮期血圧が 1mmHg 増加するときの心筋梗塞に対する対数オッズ比を表す．したがって，収縮期血圧が 10mmHg 増加するときの心筋梗塞に対する対数オッズ比は $10 \times \hat{\beta}_1$ で与えられる．

- [X_2, X_3 が連続変数のとき]　このとき層という概念はないが，その本質は X_1 だけが連続変数の場合と変わらない．すなわち，$X_2 = x_2$, $X_3 = x_3$ をとる患者に制限して X_1 が一単位増加するときの $Y = 1$ に対する調整対数オッズ比を表す．

例 3.2（男子中学生の視力低下）

Kaba ら (2010)[2] は，男子中学生 382 人に対して視力低下と生活習慣因子，生活環境因子との関連性について断面的的研究を行い，ロジスティックモデルによる次の推定結果を報告した．この研究の詳細は 7 章で紹介することにして，ここでは TV からの距離（X_1: 単位 m）と髪が目にかぶさっている（$X_2 = 1$: yes, $X_2 = 0$: no）だけに焦点を当て他の因子は同一のレベルに調

---

[2] Yuuzaburou Kaba, Atsushi Kawaguchi and Takashi Yanagawa: An analysis of the risk factors of reduced visual acuity in male junior high school students using spline logistic model analysis method: findings of a cross-sectional study, *Japanese Journal of Public Health*, Vol 57, 165-174, 2010.

整されているとして無視する．このとき，Kaba らが得たロジスティックモデルの推定式は，次のように表わされる．

$$\log \frac{P(視力低下あり \mid x_1, x_2)}{P(視力低下なし \mid x_1, x_2)} = c - 0.75x_1 - 1.64x_2 + 1.25x_1 * x_2,$$

ただし c はその他の因子の影響を表す定数である．この式より，次の結果を得る．

$x_2 = 1$ のとき：

$$\begin{aligned}\log \frac{P(視力低下あり \mid x_1, 1)}{P(視力低下なし \mid x_1, 1)} &= c - 0.75x_1 - 1.64 + 1.25x_1 \\ &= c - 1.64 + 0.5x_1.\end{aligned}$$

$x_2 = 0$ のとき：

$$\log \frac{P(視力低下あり \mid x_1, 0)}{P(視力低下なし \mid x_1, 0)} = c - 0.75x_1$$

逆変換すると

- （髪が目にかぶさっている生徒）

$$P(視力低下あり \mid x_1, 1) = \frac{\exp(c - 1.64 + 0.5x_1)}{1 + \exp(c - 1.64 + 0.5x_1)}$$

- （髪が目にかぶさっていない生徒）

$$P(視力低下あり \mid x_1, 0) = \frac{\exp(c - 0.75x_1)}{1 + \exp(c - 0.75x_1)}$$

図 3.2 に，$c = 0$ のとき，縦軸に視力低下ありの確率，横軸に TV からの距離 (m) をとって上式を図示した．図より髪が目にかぶさっている生徒は視聴距離が TV から遠くなるにつれて視力低下確率が単調に増加すること，これに対して髪が目にかぶさっていない生徒の場合は視力低下確率は，視聴距離が TV から遠くなるにつれて単調に減少することが分かる．

図 3.2 は $c = 0$ の場合の図である．$c \neq 0$ の場合は縦軸の目盛がずれるだけで図の関係性は変わらない．それでも c が気になる読者は TV からの視聴距

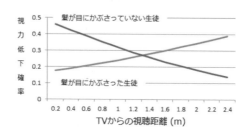

図 3.2 視力低下確率と TV からの視聴距離 (m)

離 x_1 m 増加に対する視力低下のオッズ比を算出して図に表せばよい. オッズ比は,上式から次の様に算出される.

- (髪が目にかぶさっている生徒)

  TV からの視聴距離 x_1 m 増加に対する視力低下のオッズ比 $= \exp(0.5x_1)$.

- (髪が目にかぶさっていない生徒)

  TV からの視聴距離 x_1 m 増加に対する視力低下のオッズ比 $= \exp(-0.75x_1)$.

図 3.3 に,髪の毛が目にかぶさっている生徒とかぶさっていない生徒のオッズ比を,縦軸にオッズ比横軸に TV からの視聴距離をとって与えた. 図 3.2 と同様な関係性が図示されていることが分かる.

上の例 3.2 から明らかなように,交互作用項が決定的な役割を果たすこともある. このような場合に結果を報告するときは,上の例で示したように場合に分け報告することが重要である.

3.6 関連性が強い二つ以上の説明変数をモデルに入れると間違う

二つの例について考えよう.

例 3.3 (皮下脂肪と生活習慣病の関連性)　皮下脂肪と生活習慣病の関

3.6 関連性が強い二つ以上の説明変数をモデルに入れると間違う　77

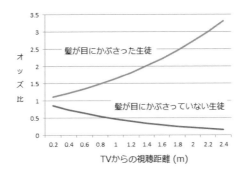

図 3.3　TV からの視聴距離 (m) と視力低下のオッズ比

連性を調べたい．目的変数 Y を生活習慣病（$Y = 1$:生活習慣病あり；$Y = 0$:生活習慣病なし），X_1 を皮下脂肪とする．ただし皮下脂肪とは測定された皮下脂肪面積の平方根のことである．併せて腹囲（X_2，単位 cm）を考慮して，次のロジスティックモデルで解析を行う．

$$\log \frac{P(Y = 1 \mid X_1 = x_1,\ X_2 = x_2)}{P(Y = 0 \mid X_1 = x_1,\ X_2 = x_2)} = \beta_0 + \beta_1 x_1 + \beta_2 x_2. \quad (3.3)$$

使用するデータは，本シリーズ第 4 巻『医療・臨床データチュートリアル』6 章に与えたデータである．

回帰係数の推定値と標準偏差および検定の p 値を表 3.1 に与えた．表より腹囲を調整したときの皮下脂肪は有意水準 5% で有意である（$p = 0.03$）．しかし推定値は負である．医学的に皮下脂肪が増加すれば生活習慣病にり患しやすいことが分かっている．しかし，ロジスティック分析の結果は皮下脂肪が少ないほど生活習慣病にり患しやすいことを示している．逆の分析結果が得られた．何故であろうか．

例 3.4　（首の長さと背の高さ）首の長さと背の高さの関連性を調べたい．目的変数を背の高さ，X_1 を首の長さ（単位 cm）として，併せてスネの長さ

78　第 3 章　ロジスティックモデル

表 3.1　皮下脂肪と生活習慣病の関連性

項	推定値	標準誤差	p 値
切片	-4.94	0.71	< 0.0001
皮下脂肪	-0.09	0.04	0.03
腹囲	0.07	0.01	<0.0001

表 3.2　首の長さと背の高さ

項	推定値	標準誤差	p 値
切片	-40.0	14.1	0.0045
首の長さ	1.8	1.3	0.18
スネの長さ	0.6	0.5	0.20

（X_2，単位 cm）を考慮して上と同じロジスティックモデル (3.3) を適用して解析を行う．ただし目的変数 Y は（$Y = 1$: 172cm 以上; $Y = 0$: 172cm 未満）のように二値化しておく．使用するデータは本シリーズ第 1 巻『バイオ統計の基礎』表 7.2 (p.205) に与えられたデータである．

　解析の結果を表 3.2 に与えた．表より，首の長さと背の高さは，スネの長さで調整するとき有意水準 5% では有意な関連性がない（$p = 0.18$）．これはどうしたことか．首の長さが長い人ほど背が高いというのが我々の経験智であるが，これに反する結果である．

　上の二つの例は，安易にロジスティックモデルを適用すれば間違った結果が得られる例である．なぜこのような間違った結果が得られるのであろうか．理由は 1 章ですでに解説した．すなわち，X_1 と関連性が強い因子を X_2 としてモデルに加えたことによる．ちなみに，X_1 と X_2 のピアソン相関係数の値は，例 3.3 では 0.80，例 3.4 では 0.89 と極めて高い．

　一般に，ロジスティックモデルでは例 3.3，3.4 で示されたように X_1 と相関が強い因子をモデルに加えると間違う恐れが強い．相関が強い二つの因子は，どちらかを代表選手に選んでモデルに加えるべきである．ロジスティックモデルで解析を行う際には，解析を行う前に，次章で解説する方法を用いて説明変数間の関連図を描き変数間の関連性を吟味した上で妥当なロジスティッ

表 3.3　X_1 だけをもつロジスティックモデルでの解析結果

例 3.3			
項	推定値	標準誤差	p 値
切片	-1.305	0.281	< 0.0001
皮下脂肪	0.098	0.024	< 0.0001
例 3.4			
項	推定値	標準誤差	p 値
切片	-32.9	12.0	0.0063
首の長さ	3.0	1.1	0.008

クモデルを構築することが重要である.

なお，例 3.3, 3.4 について X_2 をモデルから外して再解析した結果を表 3.3 に与えた．表より，例 3.3, 3.4 のいずれの場合も β_1 は有意であり，X_1 と Y の間に強い関連性があることが分かる.

一般に，X_1 と X_2 に強い関連性があるとき，X_2 で $X_1 \Longrightarrow Y$ の関連性を調整することは**オーバーマッチング** (over matching) とよばれている．ロジスティック解析を行うときオーバーマッチングは行ってはならない.

3.7　第 3 章のエピローグ

本章では，評価指標（目的変数）が 2 値変数の場合に頻繁に適用されるロジスティックモデルを，X_1 と Y の関連性に焦点を当てて背景因子 X_2, X_3 がある場合に紹介した．観察データの中には通常 Y と関連性が疑われる因子は複数個ある．この場合，どのように対処すればよいかはケースバイケースであるが，ロジスティックモデル (3.1) をデータに当てはめて解析を行う場合，特徴 1, 2 を踏まえて，次のような手順で解析を行うとよい.

手順 1　次章で解説するグラフィカルモデリングの手法を使って変数間の関連性を調べ，関連性が弱い変数をロジスティックモデルの説明変数候補として選択する．簡単のため，x_2, x_3 が選択されたとして話を進める.

手順 2　ロジスティックモデル (3.1) をデータに当てはめて，交互作用項の係数 $\gamma_1, \gamma_2, \gamma_3$ や x_2, x_3 の係数 β_2, β_3 の推定値を吟味し交互作用項や x_2, x_3

80 第3章 ロジスティックモデル

の項が必要かどうかチェックする.

手順3 不必要と判定されたら,それらの項をモデル (3.1) から取り除き,改めて取り除いたモデルをデータに当てはめて,回帰係数を推定する.

手順4 最終的に決定したモデルから推定された回帰係数を用いて,特徴1,2 を利用して調整オッズ比を推定,検定する.

手順2,3 のモデルの絞込みには,AIC(赤池情報量基準)[3]やステップワイズ法など様々な変数選択技法が提案されており,解析ソフトにも組み込まれているので利用できる.

しかしながら,上に引用した Mantel の指摘のように「観察データは様々なバイアスにまみれた汚いデータ」であることを忘れて精密なロジスティックモデル解析を行ってはならない.例えば,統計的検定の p 値は果たして信頼できるのか,という問題や第1章で紹介した例のように,たとえ p 値が大きいからといって第3因子をモデルから外すとオッズ比の推定値ががらりと変わるなど一筋縄では解決できない統計学的難問がある.対象とする医学分野の知識を活用して注意深くモデル選択を行う必要がある.

なお,ロジスティックモデルを用いて統計解析を行うためには JMP, SAS(以上 SAS Institute C. Ltd),Stata((株) ライトストーン),統計ソフト R(フリーソフト)などの統計解析ソフトが必要である.

---

[3]例えば,本シリーズ第1巻,『バイオ統計の基礎』pp.210-212 参照.

第4章　グラフィカルモデリング

　前章の例3.3と例3.4で示したように X_1 と Y の関連性をロジスティック
モデルで解析する場合，X_1 と相関が強い因子をモデルに加えると間違う恐
れが強い．関連性ができるだけ弱い因子を選択してモデルに入れるべきであ
る．そのためには因子間の関連性を図示して，もし関連性が強い複数の因子
があればその中から代表選手を一つ選択してロジスティックモデルに加える
などの工夫が必要である．

　因子間の関連性の図示はロジスティックモデルの限界を補う方法として，
近年グラフィカルモデリング，構造方程式モデリング (SEM) とよばれる様々
な方法が発展している．その多くは，観測できない潜在的因子を導入してモデ
リングをより一般的に汎用化することに向けられている．しかしながら，多
くの医学的研究では，データをうまく解釈することが目的とされるのではな
く，有効な治療法の開発を最終目的として疾患の関連因子の同定やリスクの
評価に最大の関心がもたれており潜在的因子は，あまり重視されない場合が
多い．

　本章では，医学的に有用なロジスティックモデルを構築するための補助手
段として役に立つという視点から因子間の関連性を図示する方法を解説する．

4.1　はじめに

　人間ドック受診者のデータから生活習慣病（あり，なし）に関連した因子
を特定し，生活習慣病を予測するロジスティックモデルを構築したいとする．
人間ドックの検査項目は，30項目以上の多数にわたっており中には収縮期血
圧と拡張期血圧などのように関連性が強い検査項目もある．検査項目の中か
ら関連性が弱い項目を選択し，選択された項目を説明変数としてもつロジス

82　第 4 章　グラフィカルモデリング

ティックモデルを構築する必要がある.

　図 4.1 は，検査項目の中で連続な測定値をもつ 15 検査項目の関連図である.
偏相関係数 > 0.4 以上の項目間だけを実線で結んでいる.偏相関係数の意味
は，次節で解説する.ここでは実線で結ばれた項目間には強い関連性がある，
とだけ理解しておいてほしい.実線で結ばれた項目を**島**とよぶ.例えば，BMI
は 4 個の検査項目からなる島の要素であり，尿酸は 1 個の検査項目からなる
島の要素である.なお，BMI は肥満を表す指標であり BMI＝体重 (kg)／身長
(m)^2 で定義されている.

　島を形造る項目間には強い関連性がある.異なる島に属する項目間の関連
性は弱い.ロジスティックモデルには，島に複数個の要素があるとき島から
代表選手を一つ選んで加える.島の中に医学的に重要な項目があれば，それ
を代表選手として選べばよいが，そうでない場合は代表選手を機械的に選び，
ロジスティックモデルの候補を複数個作り AIC（赤池情報量基準）などのモ
デル選択技法を適用してデータに最もよく適合するモデルを選択する.詳し
い解説は，本シリーズ第 4 巻『医療・臨床データチュートリアル』6 章を参
照してほしい.

　検査項目の中には二値の項目もある.二値の項目も含めたうえで図 4.1 の
ような図をいかに描けばよいか，というのが本章の目的である.

4.2　相関係数と偏相関係数

4.2.1　相関係数

　(X_1, X_2) を 2 次元連続型の確率変数，例えば総コレステロールと腹囲を表
すとする.X_i の分散を σ_i^2，X_1 と X_2 の共分散を σ_{12} と表すとき，X_1 と
X_2 の**相関係数** (correlation coefficient) は，次式で定義される.

$$\rho_{12} = \frac{\sigma_{12}}{\sigma_1 \sigma_2}.$$

　ρ_{12} は，次の性質をもっている.

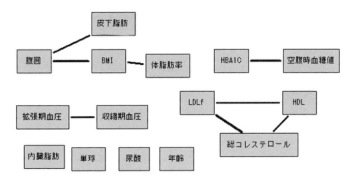

図 4.1 連続変数に関するグラフィカルモデリング結果
偏相関係数 > 0.4 を線で結んでいる

- ρ_{12} は，X_1 と X_2 の関連性の強さを表すパラメータである．
- $|\rho_{12}|$ が 1 に近いほど X_1 と X_2 間に強い関連性がある．
- $\rho_{12} > 0$ のとき X_1 と X_2 には正の相関があるという（図 4.2(A)）．
- $\rho_{12} < 0$ のとき X_1 と X_2 には負の相関があるという（図 4.2(B)）．
- $\rho_{12} \approx 0$ のとき X_1 と X_2 には相関がないという（図 4.2(C)）．

n 人の患者から測定された (X_1, X_2) の値（データ）を (x_{1k}, x_{2k})，$k = 1, 2, \ldots, n$，とする．このとき

$$r_{12} = \frac{\sum_{k=1}^{n}(x_{1k} - \bar{x_1})(x_{2k} - \bar{x_2})}{\sum_{k=1}^{n}(x_{1k} - \bar{x_1})^2 \sum_{k=1}^{n}(x_{2k} - \bar{x_2})^2}$$

をピアソンの相関係数 (Pearson's correlation coefficient) という．Pearson. K. によって 1900 年に提案された X_1 と X_2 の関連性の強さを表す指標である．ピアソンの相関係数 r_{12} は，n が増加すれば限りなく ρ_{12} に近づく（一致推定量という）．したがって，上の特徴は n が大きいとき ρ_{12} を r_{12} で置き換えても成り立つ．

相関係数は，100 年以上にわたって用いられてきた関連性の強さを表す有用な指標である．しかしながら，次の例に示されるように観察データに対す

84　第4章　グラフィカルモデリング

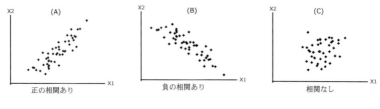

図 **4.2**　X_1 と X_2 の相関

る適用には注意が必要である．

　例 4.1　図 4.3 のグラフには○と x の点がプロットされている．○は，(X_1, X_2) が平均 (5,5)，分散 (2,2)，相関係数 0 の 2 次元正規分布に従うとして生成した 25 個の乱数のプロット，x は，(X_1, X_2) が平均 (0,0)，分散 (1,1)，相関係数 0 の 2 次元正規分布に従う (X_1, X_2) から生成した 25 個の乱数のプロットである．○の 25 点から算出した相関係数の値は $r_{12} = 0.03$，x の 25 点から算出した値は $r_{12} = 0.03$ で，それぞれの群に限ると X_1 と X_2 の間に相関関係はない．しかしながら，○と x を区別することなく同一のグラフ上の 50 個の点としてみて算出すると相関係数の値は $r_{12} = 0.71$ ($p < 0.0001$) となり X_1 と X_2 の間に有意な強い相関があることが分かる．これは，明らかに見せかけの相関である．

　観察研究から得られるデータには例 4.1 のような場合が実際にある．例として，総コレステロールと腹囲との関連性を考えてみよう．データは，本シリーズ第 4 巻『医療・臨床データチュートリアル』1 章で与えた年齢 51 歳以上 60 歳未満の男性 20 人，女性 20 人の性別，腹囲，コレステロール値である．この例では，次のように見せかけの相関なしが生じる．

- 性別で分けずに男女こみにして算出すると総コレステロールと腹囲間の相関係数の値は $r_{12} = 0.13$ (p=0.41) となり有意水準 5% では有意な相関は認められない．
- しかし，性別で分類した場合，男性では相関係数の値は $r_{12} = 0.59$ (p=0.01) となり総コレステロールと腹囲間に有意な相関が認められる．

腹囲の平均値が男性の場合 84cm, 女性の場合 90cm, 総コレステロールの平均値が男性の場合 202mg/dl, 女性の場合 218mg/dl と男性と女性でずれているため性別を無視すると見せかけの相関なし, が生じたのである.

性別は第 3 の変数である. したがって, 例 4.1 で述べたことを一般的に表現すれば X_1 と X_2 の相関は第 3 の変数 X_3 の影響を受けて見せかけの相関あり（相関なし）を生じることがある, ということになる.

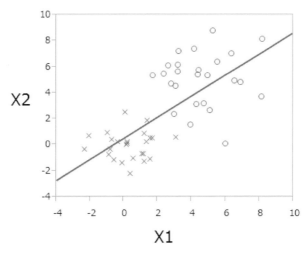

図 **4.3** 見せかけの相関

4.2.2 偏相関係数

(X_1, X_2, X_3) を 3 次元連続型の確率変数とする. 例 4.1 では, 簡単のため第 3 の変数 X_3 を二値変数としたが, 本節では X_3 を連続型確率変数とする. つまり (X_1, X_2, X_3) を 3 次元連続型の確率変数とする. 見せかけの相関を生まないためには, 上の例では, X_3 で層別して各層内で X_1 と X_2 の相関を考えればよいことを示唆する. このことを数学的にいいかえれば $X_3 = x_3$ を given としたときの X_1 と X_2 の条件付き相関係数を考えればよいということである. 次を定義する.

86   第4章 グラフィカルモデリング

定義 4.1 X_1, X_2, X_3 が連続型確率変数のとき，$X_3 = x_3$ を given とした ときの X_1 と X_2 の条件付き相関係数を，X_1 と X_2 の**偏相関係数** (partial correlation coefficient) とよび $\rho_{12|3}$ で表す.

定義 4.2   相関係数 r_{ij} を要素にもつ次の対称行列 R を相関行列という.

$$R = \begin{pmatrix} 1 & r_{12} & r_{13} \\ & 1 & r_{23} \\ & & 1 \end{pmatrix}$$

同様に偏相関係数 $r_{ij|k}$ を要素にもつ次の対称行列 PR を**偏相関行列**という.

$$PR = \begin{pmatrix} 1 & r_{12|3} & r_{13|2} \\ & 1 & r_{23|1} \\ & & 1 \end{pmatrix}$$

定理 4.1   相関行列 R の逆行列 R^{-1} の要素を，次のように表わす

$$R^{-1} = \begin{pmatrix} r^{11} & r^{12} & r^{13} \\ & r^{22} & r^{23} \\ & & r^{33} \end{pmatrix}.$$

このとき偏相関係数 $r_{12|3}$ は，次式で与えられる.

$$r_{12|3} = \frac{-r^{12}}{\sqrt{r^{11}}\sqrt{r^{22}}}.$$

定理の証明は省略する. 以下に紹介する Dempster の共分散分析は，偏相 関係数行列を利用して行われるが，その PC ソフトでは，偏相関行列の算出 にこの定理を利用している.

4.2.3   Dempster の共分散分析

Dempster[1] に基づいて共分散分析の紹介を行う. 基本的な考え方は，次の

---

[1] Dempster, A.P.: Covariance selection, *Biometrics*, 28, 157-175 (1972).

4.2 相関係数と偏相関係数 　87

通りである. なお, この考え方に沿った共分散分析のソフトは, 例えば JUSE StatWorks/V4.0 SEM 因果分析論等があり, 市販されている.

A. 考え方

- 対象は, 正規分布に従う連続型変数である.
- 相関行列から偏相関行列を作り, 偏相関行列の中のゼロに近い要素をゼロとして対応する相関行列を算出する.
- 再びこの相関行列から偏相関行列を求め, 偏相関行列の中のゼロに近い要素をゼロとして相関行列を算出する, という過程を繰り返しながらデータに最もよく適合する最終偏相関行列を作成する (図 4.4 参照).

$$R = \begin{pmatrix} 1 & 0.8 & 0.7 \\ & 1 & 0.6 \\ & & 1 \end{pmatrix} \quad \overset{(1)}{\Longrightarrow} \quad PR = \begin{pmatrix} 1 & 0.67 & 0.45 \\ & 1 & 0.09 \\ & & 1 \end{pmatrix}$$

$$\overset{(2)}{\Downarrow}$$

$$R* = \begin{pmatrix} 1 & 0.8 & 0.7 \\ & 1 & 0.56 \\ & & 1 \end{pmatrix} \quad \overset{(3)}{\Longleftarrow} \quad PR* = \begin{pmatrix} 1 & 0.67 & 0.45 \\ & 1 & 0 \\ & & 1 \end{pmatrix}$$

$$\overset{(4)}{\Longrightarrow} \quad PR** = \begin{pmatrix} 1 & 0.69 & 0.51 \\ & 1 & 0 \\ & & 1 \end{pmatrix}$$

図 **4.4** Dempster の相関分析の流れ
(1): 推定された相関行列から偏相関行列を算出,
(2): (2,3) 要素の値 (0.09) が小さいので 0 とおく,
(3): $r_{23|1} = 0$ とおいたモデルから相関行列を算出し直す,
(4): 相関行列から偏相関行列を算出する.

- 最終偏相関行列の要素の中で0でない要素を線で結び，0のときは線で結ばない．例えば，図4.4では，最終偏相関行列の要素は $r_{12|3} \neq 0$，$r_{13|2} \neq 0$，$r_{23|1} = 0$ であるから X_1 と X_2 および X_1 と X_3 間は線で結び X_2 と X_3 間は線で結ばない（図4.5参照）．

注意 4.1 偏相関行列の中の0に近い要素を0として相関行列を算出し，また偏相関行列を算出しなおすというステップをくり返す理由は，図4.4のステップを見れば分かるように $r_{23|1} = 0.09$ を強制的に0とおくと，対応する相関行列の要素の値は最初の相関行列の要素の値と異なる．よって，強制的に0とおくと他の要素，例えば，r_{23} の値が変わるからである．

注意 4.2 偏相関行列の2番目に小さい要素を0とおき上のステップを繰り返すと最初に0とおいた要素が0ではなくなるなどの厄介な問題が生じる．これを避けるため色々な対策が考えられているが，ここでは基本的な考え方を述べるだけにしておく．

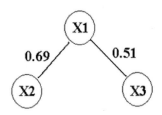

図 4.5　相関関係の図示

4.3　偏相関係数と重回帰モデル

Y を目的変数，X_1, X_2 を説明変数とする重回帰モデル

$$E(Y \mid X_1 = x_1, X_2 = x_2) = \alpha_0 + \alpha_1 x_1 + \alpha_2 x_2 \tag{4.1}$$

について考えよう. 左辺は, $X_1 = x_1, X_2 = x_2$ を given したときの Y の期待値である. 右辺の $\alpha_0, \alpha_1, \alpha_2$ は, 未知の定数 (パラメータ) である.

例 4.1 (つづき) 例えば, X_2 を無視した

$$E(Y \mid X_1 = x_1) = \alpha_0 + \alpha_1 x_1$$

は, X_1 を総コレステロール, Y を腹囲としたときの, 図 4.3 に示された α_0 を切片, α_1 を傾きに持つ直線を表す. この直線を**回帰直線** (regression line) という.

式 (4.1) は, 回帰直線を一般化した式で**重回帰モデル** (multiple regression model) という. また, α_1, α_2 を**回帰係数** (regression coefficient) という. 次の定理が成り立つ.

定理 4.2 (Y, X_1, X_2) が 3 次元正規分布に従うとする. $\sigma_y^2, \sigma_1^2, \sigma_2^2$ を, それぞれ Y, X_1, X_2 の分散; $\rho_{y1|2}$ を $X_2 = x_2$ を given したときの Y と X_1 の偏相関係数; $\rho_{y2|1}$ を $X_1 = x_1$ を given したときの Y と X_2 の偏相関係数とする. このとき, 重回帰モデル (4.1) の回帰係数 α_1, α_2 は, 次式で与えられる.

$$\alpha_1 = \frac{\sigma_y}{\sigma_1}\rho_{y1|2}, \quad \alpha_2 = \frac{\sigma_y}{\sigma_2}\rho_{y2|1}$$

証明は省略. 証明に関心がある読者は Bickel and Dokusum (1976)[2] を参照してほしい.

系 4.1 (X_1, X_2, X_3) が 3 次元正規分布に従うとして, X_i の分散を σ_i^2; $X_3 = x_3$ を given したときの X_2 と X_1 の偏相関係数を $\rho_{21|3}$; $X_2 = x_2$ を given したときの X_3 と X_1 の偏相関係数を $\rho_{31|2}$; $X_1 = x_1$ を given したときの X_3 と X_2 の偏相関係数を $\rho_{32|1}$ とおく. このとき, 次の等式が成り立つ.

---

[2] Bickel and Dokusum: *Mathematical Statistics: Basic Ideas and Selected Topics*, Prentice Hall, p.26 Theorem 1.4.2 に説明変数が 1 個の場合の証明が与えられているので, それにならって証明すればよい.

$$E(X_2 \mid X_1 = x_1,\ X_3 = x_3) = \alpha_0 + \frac{\sigma_2}{\sigma_1}\rho_{21|3}x_1 + \frac{\sigma_2}{\sigma_3}\rho_{32|1}x_3. \qquad (4.2)$$

$$E(X_3 \mid X_1 = x_1,\ X_2 = x_2) = \alpha_0^* + \frac{\sigma_3}{\sigma_1}\rho_{31|2}x_1 + \frac{\sigma_3}{\sigma_2}\rho_{32|1}x_2. \qquad (4.3)$$

注意 4.3 偏相関行列 R は対称行列であった. すなわち R の要素 $r_{ij|*}$ は $r_{ij|*} = r_{ji|*}$ を満たす. よって, $r_{ij|*}$ が $\rho_{ij|*}$ の一致推定量であることから $\rho_{ij|*} = \rho{ji|*}$ が導かれる. (4.2) 式左辺の第 3 項は, このことを使って $\rho_{23|1}$ を $\rho_{32|1}$ と表している.

A. 作図への応用

系 4.1 は, (X_1, X_2, X_3) が 3 次元正規分布に従うとき, 相関関係の図示 (図 4.5) に, 次のように利用できる.

- 目的変数を X_2, すなわち $Y = X_2$, 説明変数を X_1, X_3 とする重回帰モデル (4.1) をデータに適用し, 回帰係数 α_1, α_2 が有意に 0 と異なるかどうか検定し, もし α_1 が有意に 0 でなければ (4.2) 式から $\rho_{21|3} \neq 0$ であるから X_2 と X_1 の間を実線で結ぶ, 有意でなければ結ばない. α_2 が有意に 0 でなければ $\rho_{32|1} \neq 0$ であるから X_2 と X_3 の間を実線で結び有意でなければ結ばない. ここで有意とは, 必ずしも有意水準 5% 有意を意味しない. 症例数が多ければ, かなり小さな相関でも有意水準 5% で有意となるからである. 目安として相関係数の値 0.4 を有意とする有意水準を用いればよい.

- 次に目的変数を X_3, 説明変数を X_1, X_2 とする重回帰モデル (4.1) をデータに適用し, 回帰係数 α_1, α_2 が有意に 0 と異なるかどうか検定し, もし α_1 が有意に 0 でなければ (4.2) 式から $\rho_{31|2} \neq 0$ であるから X_1 と X_3 の間を実線で結ぶ, 有意でなければ結ばない. α_2 が有意に 0 でなければ $\rho_{32|1} \neq 0$ であるから X_2 と X_3 の間を実線で結び, 有意でなければ結ばない. しかし, X_2 と X_3 の関連性はすでに求められているので, 無視してよい.

注意 4.4 系 4.1 で二つの重回帰モデルの中に同じ $\rho_{32|1}$ が顔を出している. したがって，上の作図は冗長であるが，応用の場合どちらか一方を無視しておけばよい．また，X_1 を目的変数，X_2, X_3 を説明変数として持つモデルをデータに適用して同じことを行っても，すでに表れた偏回帰係数が現れるだけであるから無駄である．すなわち，X_1 を目的変数，X_2, X_3 を説明変数とするモデルを考える必要はない．X_1, X_2, X_3 の中には，喫煙 (X_3) $\longrightarrow$ 肺がん (X_1) のように因果関係が想定されるようなものもある．この時は X_1 を目的変数として優先的に選択する．

4.4　X_1, X_2, X_3 が連続型変数でないとき

X_1 と X_2 の相関係数は X_1 と X_2 が連続型確率変数の場合の概念であった．また，$X_3 = x_3$ given のときの X_1 と X_2 の偏相関係数も X_1, X_2, X_3 が連続型変数の時の概念であった．本節では X_1, X_2, X_3 が連続型変数でない場合に，相関係数や偏相関係数に対応する概念について解説する．

X_1, X_2, X_3 が連続型変数とは限らない場合，相関という用語は使わず**関連性** (association) という用語を用いる．

A. 目的変数は連続型変数，説明変数の一つが二値変数の場合

Y を連続型の目的変数，X_1 を 0 と 1 の値をとる二値の説明変数として重回帰モデル

$$E(Y \mid X_1 = x_1,\ X_2 = x_2) = \alpha_0 + \alpha_1 x_1 + \alpha_2 x_2$$

を考える．$x_1 = 0$ または 1 であるからもはや定理 4.2 は成り立たない．しかしながら，$X_2 = x_2$ given のとき，$\alpha_1 = 0$ なら Y と X_1 間には関連性なし，$\alpha_1 \neq 0$ なら Y と X_1 間には関連性あり，といえる．また，X_1 と Y を分散が 1 となるようにあらかじめ標準化しておけば α_1 は $X_2 = x_2$ given のとき，Y と X_1 間の関連性の強さを表す指標と見なすことができる．つまり，α_1 は偏相関係数 $\rho_{y1|2}$ に対応する指標となる（定理 4.2 参照）．よって，上

92   第4章　グラフィカルモデリング

述の作図法を適用して関連図を描けばよい.

B. 目的変数は二値変数の場合

目的変数が二値の場合，前節で解説したロジスティックモデル

$$\log \frac{P(Y = 1 | X_1 = x_1, \ X_2 = x_2)}{P(Y = 0 | X_1 = x_1, \ X_2 = x_2)} = \alpha_0 + \alpha_1 x_1 + \alpha_2 x_2$$

を考える.

- X_1 が二値変数の場合 α_1 は X_2 で調整したときの X_1 の Y に対する対数オッズ比であった. したがって，$\alpha_1 = 0$ なら $X_2 = x_2$ given のとき，Y と X_1 は条件付き独立である.
- X_1 が二値変数でないときも $\alpha_1 = 0$ なら $X_2 = x_2$ given のとき，Y と X_1 間に関連性がないと考えられる. X_1 の値を変えても $Y = 1$ の確率に影響することがないからである.

よって，この場合にも回帰係数 α_1, α_2 を検定して，上述の作図法を適用し関連性を図示すればよい.

C. まとめ

以上の考察によって，X_1, X_2, X_3 が連続型変数とは限らない場合でも，それぞれを目的変数，他を説明変数とする重回帰モデルあるいはロジスティック回帰モデルをデータに当てはめ回帰係数の p 値を求めておき上述した作図法を適用して X_1, X_2, X_3 の関連性を図示すればよい. 検定を何回も適用することになり，検定の多重性を心配する読者もいると思うが，無視してよい. 第1章で与えた乳幼児の甲状腺ホルモンに関するダイオキシンのリスク評価の問題で指摘したように問題によっては p 値が大きくても $(p=0.31)$ 関連性に影響を与える因子があり，多重性の調整を行って有意水準 5%を厳格に守っても意味はないからである.

4.5　第4章のエピローグ

観察データをロジスティックモデルで解析する場合，説明変数の候補は通

常多数にわたり説明変数の選択に頭を悩ます. 候補をすべてロジスティック
モデルに取り入れておき, 解析ソフトに備えられたステップワイズ法などの
変数選択技法を適用して最終的に解析に用いる説明変数を選択すればよいと
考える研究者もいるが, 既存の変数選択技法は, 予測を目的とするときに高
い精度の予測モデルを選択する方法である. しかしながら, 医療の問題では
説明変数がリスク因子であるかどうかを調べることを目的とすることが多く,
この場合に既存の変数選択法の信頼度は高くない. 例えば, 医学的に説明が
つかないモデルが選択されることもある.

さらに, 医療分野の観察データでは, 説明変数の候補の中に強い関連性を
もつものが少なくない. 強い関連性をもつ検査項目を説明変数に取り込むと
医学的に説明がつかないモデルが選択されることも多い.

バイオ統計学では, 医学的に意味がある説明変数をもつロジスティックモ
デルを構築することが最優先されなければならない. そのためには, あらか
じめ検査項目間の関連性を図示して関連性が弱い変数を選択することが有用
である. この図示を本章ではグラフィカルモデリングとよんだ. 本章では, 説
明変数の候補の一つを目的変数, 他を説明変数とする重回帰分析, あるいは
ロジスティック回帰分析をすべての説明変数の候補に対してくり返し行うこ
とによってグラフィカルモデリングを行う泥臭い方法を紹介した.

近年, 「構造方程式モデリング」とよばれる種々の技法が発展している. こ
れらの技法は説明変数間の構造をパス図などで表すことを想定して, 方程式
を立てて関連性の推測を行い適合度検定を行ったうえでデータを説明する最
適なモデルを選択するというエレガントな考え方である.

これに対して, 本書では少数の因子が評価指標に対するリスク因子である
かどうかについて, 多くの第3の変数の影響をブロックした上で評価するこ
とを目的としている. すでに述べたが, この問題では p 値をどの程度におさ
えれば影響がブロックできるかという問題が解決されていない. 検定の有意
水準を小さくすれば有意となるものの個数は少なくなり要素間を結ぶ線の数

は減少する．他方，水準を大きくとれば要素間を結ぶ線の数は増加する．有意水準を動かしながら，医学的知識を駆使して試行錯誤的に視覚的に見やすい図が描ければ十分という立場である．

多くの第3の変数がある中で少数の変数がリスク因子であるかどうかを評価するのが目的ならば，これら第3の変数から割り付け傾向スコアとよばれるスコアを算出し，それを利用して患者を層別することによって第3の変数の影響をブロックすればよい，という考え方もできる．この考え方は，最近爆発的に流行しているが，決してオールマイティではなく適用には注意が必要である．

傾向スコアについては，次章で解説する．

第5章　観察追跡研究の数学的基礎

　すでにくり返し述べたように，観察追跡研究では，ランダム化追跡研究に準じた何らかの工夫を行わない限り，選択バイアスや第3の因子との交絡等によって様々なバイアスが混入し研究結果の再現性が保証されない．

　本章では，再現性をもつ観察追跡研究の結果を得るための研究計画と解析について解説する．まず始めに，Rosenbaum-Rubin 理論を紹介し，次にその柔軟化を目的とした著者の理論を紹介する．

5.1　観察追跡研究の原理

5.1.1　バイアス

A. 個体レベル

　観察追跡研究を行うとき，最も重要なことは**バイアス** (bias) のない結果を得ることである．バイアスがない結果，あるいはバイアスがある結果とは何を意味するのであろうか．まず，開発途中の新しい薬剤 A の効果を調べる臨床試験を例に用いてバイアスを考えよう．

- 薬剤 A の効果を調べるためには実際に患者（u さん）に薬剤 A を一定期間服用してもらい治癒の時は効果あり，治癒しなければ効果なしと判定すれば良いように思われる．しかし，果たしてそれでよいであろうか．
- 薬剤 A を服用しなくても，つまりプラセボ（偽薬）を服用しても，人間が持つ回復力によって治癒（自然治癒）する場合がある．したがって薬剤 A の真の効果を評価するためには u さんに薬剤 A を服用してもらった場合と服用してもらわなかった場合の二つの場合について治癒したか，治癒しな

かったかを比較する必要がある（図 5.1 参照）．

- 数学の記号を使って表す．患者 u さんが薬剤 A を一定期間服用し続けるとき治癒する確率を $P(治癒 | 服用, u)$，同様に非服用で同じ期間後に治癒する確率を $P(治癒 | 非服用, u)$ と表す．このとき，薬剤 A の真の効果は

$$P(治癒 | 服用, u) - P(治癒 | 非服用, u)$$

で評価される．

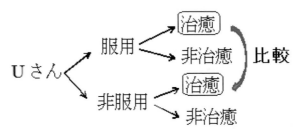

図 **5.1** 効果の評価

いま，u さんが服用したときの治癒（非治癒），非服用のときの治癒（非治癒）を表す確率変数 Y_t, Y_c を，次のように定義する．

$$Y_t = \begin{cases} 1 & u\text{ さんが薬剤 A を服用して治癒} \\ 0 & u\text{ さんが薬剤 A を服用して非治癒} \end{cases}$$

$$Y_c = \begin{cases} 1 & u\text{ さんが薬剤 A を非服用で治癒} \\ 0 & u\text{ さんが薬剤 A を非服用で非治癒} \end{cases}$$

このとき，u を given としたときの Y_t, Y_c の条件付き期待値はそれぞれ

$$E[Y_t|u] = P(Y_t(u) = 1|u) = P(治癒 | 服用, u)$$
$$E[Y_c|u] = P(Y_c(u) = 1|u) = P(治癒 | 非服用, u)$$

であるから

$$E[Y_t|u] - E[Y_c|u] = P(治癒 \mid 服用, u) - P(治癒 \mid 非服用, u)$$

が成り立つ. いいかえれば, 患者 u さんに対する薬剤 A の効果は

$$E[Y_t|u] - E[Y_c|u] \tag{5.1}$$

で評価すべきということになる.

ところで, (5.1) 式は患者 u さんが薬剤 A を服用した場合と非服用の場合の期待値の差であるが, 同一患者に同時に服用と非服用の二役を果たしてもらうことはできない. 例え, 時間をずらしての非服用であっても病態は刻々と変化するので同一の条件ではない. このため, 実際には代役を立てて非服用 (プラセボ服用) してもらうしかない. 患者 $u*$ さんに代役をしてもらうとすると, 薬剤効果の大きさは

$$E[Y_t|u] - E[Y_c|u*]$$

で評価されることになる. このとき

$$E[Y_t|u] - E[Y_c|u*] = E[Y_t|u] - E[Y_c|u] + \Delta,$$

より, 患者 u に対する薬剤 A の効果と代役を立てたときの効果の間には

$$\Delta = E[Y_c|u] - E[Y_c|u*]$$

の大きさの差が生じる. つまり, 代役 $u*$ を立てることによって Δ だけ結果がゆがむ. この Δ のことを, u さんへの薬剤効果に関して代役 $u*$ さんを立てたことによって生じる**バイアス** (bias) という. また, 絶対値 $|\Delta|$ のことを**バイアスの大きさ**という.

世の中に同じ人は二人といない. 患者 u さんと性別, 年齢, 病歴, 重篤度などが同一の代役などいない. しかしながら, 代役を立てざるをえないことから, 時には由々しいバイアスが生じる. 例えば患者 u さんが 70 歳の男性, その代役の $u*$ さんが 40 歳の男性のとき, 例え既往歴, 重篤度などが等しくても大きなバイアスが生じる可能性がある. 若い患者の方が自然治癒する

98   第5章　観察追跡研究の数学的基礎

可能性が強いからである.

B. 集団レベル

さて, 上では患者 u さんに対する個体レベルのバイアスについて考えた. しかし, 例えば薬剤の効果は通常

● その疾患に罹っている患者全体に対して効果あるのか

という視点から評価される. つまり, 効かない患者がいることを前提として患者全体について, 効く患者の割合が効かない患者の割合より大きいときに「効く」と評価する考え方である. この視点に立てば妥当な比較方法は

● その疾患に罹っている患者を2群に分け一方の群の患者に薬剤Aを服用してもらい, 他方の群の患者にはプラセボ（偽薬）を服用してもらい, 有効であった患者さんの割合を両群で比較する

ことである. これが通常の臨床試験で行われる比較方法である. 前者を**試験薬群** (treated group), 後者を**対照群** (control group) という. この比較で最も重要なのは, 得られた結果が普遍性と再現性をもつための試験薬群と対照群をいかに設定するかということである. すなわち, 他の病院で他の医師がやっても同一の結果が得られるかということである. 薬剤の効果は患者の背景因子（性別, 年齢, 重篤度, 既往歴など）に依存している. 対照群として選ばれる患者の中に特定の背景因子を持つ患者が多いと効果が強められたり, あるいは弱められる. このひずみが集団比較によって生じるバイアスである. 例えば, 試験薬群の患者よりも若い患者の割合が対照群の中に多いとバイアスが生じる. 若い患者の方が自然治癒しやすいからである. なお, 対照群に入れる患者の選択から生じるこのようなバイアスは, 一般に**選択バイアス** (selection bias) とよばれる.

5.1.2　臨床研究の3原則

臨床研究の基本は, **普遍性**と**再現性**をもつ研究の計画を立てることである. いいかえれば「他の患者に一般化できる」「他の研究者, 他施設でも同じよう

な結果が得られる」といった研究の計画を立てることである. そのためには,
信頼度が高いデータを得ることが不可欠である. つまり

1. 精度が高い測定（観察）を行うこと,

2. 比較可能性をもつ対照群をとること,

3. 結果がバイアスによってゆがめられないこと,

が必須である. これを**臨床研究の3原則**という.

5.1.3 ランダム化追跡研究

　観察追跡研究の本質は, ランダム化追跡研究と対比させることによって浮
き彫りになる. 本節では, 典型的なランダム化追跡研究の一つである薬剤のラ
ンダム化二群並行比較試験をとり上げ, 観察研究をこの試験と対比する. そ
のために, まず, 薬剤のランダム化二群並行比較試験の紹介を行う.

A. 薬剤のランダム化二群並行比較試験

　薬剤のランダム化二群並行比較試験は, 次のように行われる.

● リスク母集団は, 対象とする疾患をもつ患者全体, あるいはその部分集団
　である. 目的は新しく開発された薬剤がこのリスク母集団に属する患者の
　多数に対して有効であることを示すことである. そこで n 人の患者からな
　る試験薬群（A群）と n 人の患者からなる対照薬群（B群）を作り A群と
　B群の中で効果があった患者の割合（主要評価項目）を比較する.

● リスク母集団からくじ引き（ランダム）で患者を一人抽出して試験薬を服
　用してもらう. 次に, リスク母集団から再びランダムに患者を抽出して今
　度は対照薬を服用してもらう. この操作を n 回くり返すと, それぞれ n 人
　の患者からなる A群と B群が構成できる.

　　ランダムに患者を抽出したことによってリスク母集団全体から偏りなく
　患者が抽出されたこと, および抽出された患者一人ひとりにえこひいきな
　くランダムに薬剤 A, B が割り付けられたことが分かる. 前者を**ランダ**

ムサンプリング (random sampling)，後者を**ランダム割り付け** (random assignment) という．

- 薬剤 A を割り付けた群の有効率 p_A と，薬剤 B を割り付けた群の有効率 p_B の差 $p_A - p_B$ が有意に 0 より大きいか，そうでないかを吟味する．ここで，「有意に 0 より大きい」とは偶然の差，つまりばらつきを考慮したうえでなおかつ $p_A - p_B > 0$ であることを表す統計学の専門用語である．

ランダムサンプリングは，図 5.2 に示されたように，サンプルから得られた結果をリスク母集団全体（患者全体）に適用することができるようにするための工夫である．

首相の支持率が新聞紙上に掲載されることがあるが，この支持率は，高々 2000 人程度にアンケートして算出されたものである．それが，日本全国の有権者の支持率とされる根拠は，ランダムサンプリングにある．その妥当性は，各新聞社が独自に実施して発表する支持率が互いに類似していることからもうかがわれよう．

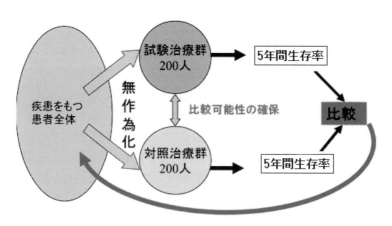

図 **5.2** ランダムサンプリングの意義

これに対して，ランダム割り付けは選択バイアスによって比較の結果がゆがまないようにするための工夫である．上の枠組みでは，この二つの工夫が同時に行われているが，これはリスク母集団からランダムに患者を抽出することと，抽出された患者にランダムに処置の割付けを行うことの2段階に分けて考えることと同じである．以下では，このように考え，2段階に分けて定式化する．

B. 数学的定式化

二群比較を目的とする究極の追跡研究について，まず数学的枠組みを与え，次に効果の評価指標（パラメータ）を提示する．

対象とするリスク母集団を U で表す．患者 u が U に属することを

$$u \in U$$

と表わす．比較する二つの処置をそれぞれ t (treat) と c (control) とよび $u \in U$ に t が割り付けられたことを $S = t$ で表わし，c が割り付けられたことを $S = c$ と表す，すなわち

$$S = \begin{cases} t & \text{抽出された } u \in U \text{ に } t \text{ を割り付ける} \\ c & \text{抽出された } u \in U \text{ に } c \text{ を割り付ける} \end{cases}$$

ランダム化割付けは，既知の確率 $0 < P(S = t|u) < 1$ で割付けが行われる．

注意 5.1 $P(S = t|u) = 1/2$ とは限らない．

C. データ

これまで u は u さんという患者の名前としてきたが，u さんは身長，体重，血圧などの測定値あるいは検査値によって唯一に識別されるものとし，u を U 上の確率密度関数 $g(u)$ に従う確率変数とみなすことにする．このとき，上のランダム化追跡調査で得られる N 人の患者のデータは

$$\left(Y_S,\ S,\ u_i \right), \qquad i = 1, 2 \dots, N$$

102   第 5 章   観察追跡研究の数学的基礎

と表される．これは，3 次元確率変数 (Y_S, S, u) の N 個のコピーと考えられる．ただし，コピーとは互いに独立でかつ同一の分布に従う N 個の確率変数の実現値のことである．また，Y_S は上の A 項で定義されている．

命題 5.1 Y_S の周辺分布について，次が成り立つ．

$$P(Y_t = 1) = \int_U P(Y_t = 1|u)g(u)du$$

$$P(Y_c = 1) = \int_U P(Y_c = 1|u)g(u)du$$

証明) 周辺分布の定義[1] より

$$P(Y_t = 1) = \int_U P(Y_t = 1, u)du.$$

さらに，条件付き確率の定義より $P(Y_t = 1, u) = P(Y_t = 1|u)g(u)$ であることからこの命題が成り立つ．

注意 5.2 命題 5.1 は，次のように構成的に証明することもできる．ランダム化追跡調査で $\left(Y_S = 1, S = t, u_i \right)$ が得られる確率は，ランダムサンプリングおよびランダム割付けから

$$P(Y_S = 1|S = t, u_i)P(S = t|u_i)g(u_i)$$

で与えられる．よって，$Y_t = 1$ の周辺確率は

$$\int_U P(Y_S = 1 \mid S = t, u)P(S = t|u)g(u)du$$

$$= \int_U P(Y_S = 1, S = t|u)g(u)du$$

で与えられる．さらに，確率の和の法則から

$$P(Y_t = 1|u) = P(Y_t = 1, S = t|u) + P(Y_t = 1, S = c|u)$$

が成り立ち，右辺第 2 項 $= 0$ であることに注意すると

---

[1] 本シリーズ第 1 巻『バイオ統計の基礎』，pp.81-82 参照．

$$\int_U P(Y_S = 1 \mid S = t,\ u)P(S = t|u)g(u)du$$
$$= \int_U P(Y_t = 1|u)g(u)du.$$

D. 効果の評価指標（パラメータ）

以下の節で紹介する Rosenbaum-Rubin 論文では t の c に対する**効果の評価指標**として

$$P(Y_t = 1) - P(Y_c = 1)$$

を取り上げ，この効果の評価指標の不偏推定値[2]を得るのが調査の目的としている．不偏推定値は英語で *unbiased estimate* という．このことから分かるように，不偏推定値とはバイアスがない推定量，つまり unbiased estimator，の実現値のことである[3]．以下の定理 5.1 に見られるようにランダムサンプリングおよびランダム割付けによって効果の評価指標の不偏推定値が追跡調査から得られる．

次が成り立つ．

$$E(Y_t) - E(Y_c) = P(Y_t = 1) - P(Y_c = 1).$$

したがって，効果の評価指標は Y_t と Y_c の平均的効果の差と解釈できる．次の命題が成り立つ．

命題 5.2

$$E(Y_t) - E(Y_c) = \int_U \Big(P(Y_t = 1|u) - P(Y_c = 1|u) \Big)g(u)du. \qquad (5.2)$$

N 人の患者を対象としたランダム化追跡調査において，t が割り付けられた

---

[2] 本シリーズ第 1 巻『バイオ統計の基礎』，p.110 参照．
[3] 推定値はデータに依存する．データのばらつきを考慮すると推定値はばらつきをもった変数，つまり推定量の一つの実現値であると考える．

104 第 5 章 観察追跡研究の数学的基礎

のが m 人の患者, c が割付けられたのは n 人の患者とする. これら $N = m+n$ 人の患者を追跡して Y_t と Y_c の値を記録し,

$$\bar{Y}_t = \frac{1}{m} \sum_{i=1}^{m} Y_{ti}, \quad \bar{Y}_c = \frac{1}{n} \sum_{j=1}^{n} Y_{cj}$$

とおく. 次の定理が成り立つ.

定理 5.1 ランダム化追跡調査では $\bar{Y}_t - \bar{Y}_c$ は t の c に関する効果の評価指標の不偏推定量である.

証明.

$$E(\bar{Y}_t - \bar{Y}_c) = E(Y_{t1}) - E(Y_{c1}) = P(Y_t = 1) - P(Y_c = 1)$$

より自明である.

5.2 観察追跡研究

m 人の患者からなる G_t 群と n 人の患者からなる G_c 群を追跡してイベントの発現を調査し両群のイベント発現率を比較する問題を考える. 例えば, 過去 5 年前に乳がん手術を受けた $N = m + n$ 人の患者のカルテを調べ, 術後免疫療法単独の n 人（G_c 群）と免疫療法と化学療法の併用を受けた m 人の患者（G_t 群）を比較し, 再発率は G_t 群と G_c 群のどちらが低かったかを調べる問題である.

この例から分かるように G_t 群 と G_c 群の患者は, 何らかの方法によってあらかじめ与えられた患者であって, リスク母集団からランダムに抽出された患者ではない. また, ランダムに t と c が割り付けられた群でもない. つまり, ランダムサンプリングされたデータでもないし, ランダム化割り付けされたデータでもない. これが観察追跡研究から得られるデータの本質である. ランダム化追跡研究のデータと同一の統計解析法を適用すれば, その結果はバイアスに満ちており, 再現性は得られないばかりか誤った結果さえ得る可能性が高い. 本節では, 観察追跡研究の本質を数理学的に考察し, ランダム化追跡研究と同一の結果を観察追跡研究から得るために観察追跡研究に

必要な研究デザイン,つまりデータの取り方について解説する.

A. 超リスク母集団

上述のように G_t 群と G_c 群の患者は,リスク母集団 U からランダムに選ばれた患者ではなくて,既存の患者である.しかしながら,理論化のため **超リスク母集団** とよぶ架空のリスク母集団 U_t と U_c を導入し,G_t 群の m 人は,U_t から確率分布 $g_t(u)$ にしたがって抽出されたランダムサンプル,G_c 群の n 人は,U_c から確率関数 $g_c(u)$ にしたがって抽出されたランダムサンプルとみなすことにする.U_t, U_c は,図 5.3 に見られるようにリスク母集団 U の部分集合である.

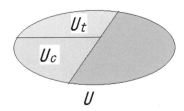

図 5.3 U, U_t と U_c の関係

B. データ

G_t 群の患者を u_{ti}, $i = 1, 2, \ldots, m$, G_c 群の患者を u_{cj}, $j = 1, 2, \ldots, n$, と表す(患者の識別は測定可能な p 次元変数で行われていることに注意).u_{ti} および u_{cj} は,それぞれ U_t, U_c 上の確率密度関数 $g_t(u)$, $g_c(u)$ に従って分布する確率変数 u_t, u_c の実現値である.

前節と同じアウトカム変数を考える.すなわち

$$Y_t = \begin{cases} 1 & u \in U_t にイベントあり \\ 0 & u \in U_t にイベントなし, \end{cases}$$

106   第 5 章　観察追跡研究の数学的基礎

$$Y_c = \begin{cases} 1 & u \in U_c \text{にイベントあり} \\ 0 & u \in U_c \text{にイベントなし.} \end{cases}$$

このとき，観察データは

$$(Y_t, u_{t1}), (Y_t, u_{t2}), \ldots, (Y_t, u_{tm});$$
$$(Y_c, u_{c1}), (Y_c, u_{t2}), \ldots, (Y_c, u_{cn})$$

と表わされる．これらのデータは，それぞれ 2 次元確率変数 (Y_t, u_t) の m 個のコピーと 2 次元確率変数 (Y_c, u_c) の n 個のコピーとみなすことができる．このとき (Y_t, u_t) の Y_t に関する周辺確率を $P_o(Y_t = 1)$ と書くと

$$P_o(Y_t = 1) \;\; = \int_{U_t} P(Y_t = 1 | u) g_t(u) du.$$
(5.3)

同様にして，(Y_c, u_c) の Y_c に関する周辺確率は

$$P_o(Y_c = 1) \;\; = \int_{U_c} P(Y_c = 1 | u) g_c(u) du.$$
(5.4)

である．これらの周辺確率と前節の周辺確率の関係性を見るため，前節と同じ割付け変数 S を考える．前節では S は，ランダム割付けを考えたので確率変数であった．観察追跡研究ではランダム割付けを行わないので，ここでは S は確率変数ではない．しかし，次のように考えることによって本節でも S を確率変数として取り扱う．

$$P(S = t | u) = \begin{cases} 1 & u \in U_t \\ 0 & u \notin U_t, \end{cases}$$

$$P(S = c | u) = \begin{cases} 1 & u \in U_c \\ 0 & u \notin U_c \end{cases}$$

を満たし，さらに U_t にも U_c にも属さない $u \in U$ に対して $0 < P(S =$

$t|u) < 1$，ただし $P(S = t|u)$ は未知の確率である．（図 5.3 参照）．

このとき，上の周辺確率 $P_o(Y_t = 1)$，$P_o(Y_c = 1)$ は次のように表すことができる．（積分範囲が U に代わっていることに注意）．

$$P_o(Y_t = 1) = \int_U P(Y_t = 1|u,\ S = t)g_t(u)du, \tag{5.5}$$

$$P_o(Y_c = 1) = \int_U P(Y_c = 1|u,\ S = c)g_c(u)du, \tag{5.6}$$

5.2.1 Rosenbaum-Rubin の数理

本節では，stlongly ignorable と balancing score という画期的なアイディアを導入し，この二つのアイディアが満たされれば観察追跡研究によってランダム化追跡調査の効果の評価指標のバイアスのない推定が可能であることを示した Rosenbaum-Rubin の論文 [4] の解説を行う．

次の命題が成り立つ．

命題 5.3

> 条件 (1)： $P(Y_t = 1|u,\ S = t) = P(Y_t = 1|u),\quad u \in U$
>
> $\qquad\qquad P(Y_c = 1|u,\ S = c) = P(Y_c = 1|u),\quad u \in U$
>
> 条件 (2)： $g_t(u) = g_c(u) = g(u),\quad u \in U$
>
> $\qquad\qquad$ ただし $g(u)$ は前節で定義された密度関数

の二つの条件が満たされるとき，命題 5.1 で与えられたランダム化追跡調査の周辺確率 $P(Y_t = 1)$，$P(Y_c = 1)$ に対して $P_o(Y_t = 1) = P(Y_t = 1)$，$P_o(Y_c = 1) = P(Y_c = 1)$ が成り立つ．いいかえれば，条件 (1)，(2) が満たされていれば観察追跡研究に基づく評価基準の不偏推定量はランダム化追跡調査の評価基準の不偏推定量となる．

証明. 任意の $u \in U$ に対して条件 (1)，(2) が成り立つとき，(5.5) 式と

---

[4] Paul R. Rosenbaum and Donald Rubin: The central role of the propensity score in observational studies for causal effects, *Biometrika*, 1983, 70, 1, 41-55.

108　第 5 章　観察追跡研究の数学的基礎

(5.6) 式が命題 5.1 の周辺確率と一致することは自明である.

C.　命題 5.3 の条件 (1) について

命題 5.3 の条件 (1) は, 3 事象 A, B, C に対して

$$P(A|B, C) = P(A|B)$$

を表わしている. これは, 事象 B を given とすると事象 A と C が条件付き独立であることを示している. なぜなら $P(A|B, C) = P(A|B)$ のとき

$$P(A \cap C|B) = P(A|B, C)P(C|B) = P(A|B)P(C|B)$$

が成り立ち, 逆もまた成り立つからである.

定義 5.2　事象 B を given とすると事象 A と C が条件付き独立であることを記号

$$A \perp C \mid B$$

で表わす.

このとき, 命題 5.3 の条件 (1) は

$$\{Y_t = 1\} \perp \{S = t\} \mid u, \quad \{Y_c = 1\} \perp \{S = c\} \mid u$$

と表される.

いま, $\{Y_t = 1\} \perp \{S = t\} \mid u$ のとき $\{Y_t = 0\} \perp \{S = t\} \mid u$ が成り立つから簡略化して $Y_t \perp \{S = t\} \mid u$ と書くことにする. Rosenbaum and Rubin 論文にならって次の概念を導入する.

定義 5.3　任意のベクトル $v \in U$ が

$$Y_t \perp \{S = t\} \mid v, \quad Y_c \perp \{S = c\} \mid v, \quad 0 < P(S = t \mid v) < 1$$

を満たすとき, 与えられた v に対する t の割り付けは**強意の無視可能** (stlongly

ignorable) という.

定理 5.2 $u \in U$ が与えられたとき, u に対する割付けが強意の無視可能ならば命題 5.3 の条件 (1) が成り立つ.

証明. 命題 5.3 の条件 (1) は, 強意の無視可能の定義を書き改めたものに他ならない.

注意 5.3 Rosenbaum-Rubin は, 強意の無視可能を

$$(Y_t, Y_c) \quad \perp S \mid v, \quad 0 < P(S = t \mid v) < 1$$

で定義している. この記号はあいまいで理解するのが難しい. 一般的に二値確率変数 Y_t と S が $Y_t \perp S \mid v$ を満たすとき $P(Y_t = 1, S = c|v) = P(Y_t = 1|v)P(S = c|v)$ でなければならないが, 事象 $\{Y_t = 1\}$ と事象 $\{S = c\}$ は同時に起こらないから左辺 $= 0$ であるが右辺 > 0 となるからである. Rosenbaum-Rubin の記号は定義 5.3 を表すものと考えた方がよい. 彼らの定義で特に重要なのは不等式 $0 < P(S = t \mid v) < 1$ である. S は $u \in U_t$ のとき $P(S = t \mid u) = 1$, $u \in U_c$ のとき $P(S = c \mid u) = 1$ となる関数であって, $0 < P(S = t \mid u) < 1$ となるのは $u \notin U_t \cup U_c$ のときだけであった (図 5.3 参照) からである. 前者の場合には, 次の命題が成り立つ.

命題 5.4 $P(S = t \mid u) = 1$, $P(S = c \mid u) = 1$ のとき命題 5.3 の条件 (1) が成り立つ.

証明. $P(S = t \mid u) = 1$ とすると

$$
\begin{aligned}
P(Y_t(u) = 1 \mid u, \, S = t) &= \frac{P(Y_t = 1, \, S = t \mid u)}{P(S = t \mid u)} \\
&= P(Y_t = 1, \, S = t \mid u) \\
&= P(Y_t = 1, \, S = t \mid u) + P(Y_t = 1, \, S = c \mid u) \\
&= P(Y_t = 1|u).
\end{aligned}
$$

$P(Y_c = 1 \mid u, \, S = c) = P(Y_c = 1 \mid u)$ も同様に示すことができる.

110　第 5 章　観察追跡研究の数学的基礎

D. 命題 5.3 の条件 (2) について

まず，$g_t(u) = g_c(u)$ の場合について考えよう.

任意の $u \in U$ に対して $g_t(u) = g_c(u)$ が成り立つとき G_t 群と G_c 群は**比較可能** (comparable) という. 比較可能性というコトバは本書ですでに何度か使用したが，正確にはこのように定義される. これに対して Rosenbaum-Rubin は，これを G_t 群と G_c 群が**釣り合っている** (balancing) と表現している. さらに，彼らは次のような画期的な概念を導入した.

定義 5.4 (Rosenbaum-Rubin)

$$P(u \mid S = t,\, b(u)) = P(u \mid S = c,\, b(u)) \tag{5.7}$$

を満たす U 上の関数 $b(u)$ が存在するとき，$b(u)$ を**釣合せスコア** (balancing score) という. (5.7) 式が成り立つとき

$$u \perp S \mid b(u)$$

であり，逆も成り立つこと，すなわち両者が同値であることに注意しよう.

定義 5.5　G_t 群の患者と同じ $b(u)$ の値をもつ患者を G_c 群に選ぶことを，G_t 群と G_c 群で $b(u)$ の値を **マッチさせる** (maching) という.

次の命題が成り立つ.

命題 5.5　$b(u)$ が釣合せスコアであるとき，G_t 群と G_c 群で $b(u)$ の値をマッチさせれば，$g_t(u) = g_c(u)$ とできる.

証明.　釣合せスコアの定義から自明である.

定理 5.3　$b(u)$ が釣合せスコアで，割付けが強意の無視可能であるとする. このとき，G_t 群の患者と G_c 群の患者を $b(u)$ でマッチさせれば，観察追跡研究のデータから作成されたアウトカム変数の平均の差は，ランダム化追跡調査と同一の効果の評価指標に対する不偏推定量である.

証明.　G_t 群と G_c 群のアウトカム変数の平均をそれぞれ $\bar{Y}_t$, $\bar{Y}_c$ で表すと，

その差の期待値は (5.5), (5.6) 式より次の様に表わすことができる.

$$E(\bar{Y}_t - \bar{Y}_c) = Po(Y_t = 1) - Po(Y_c = 1)$$
$$= \int_U P(Y_t = 1|u,\ S = t)g_t(u)du - \int_U P(Y_c = 1|u,\ S = c)g_c(u)du.$$

両群を $b(u)$ でマッチさせたことより命題 5.5 から $g_Z(u) = g_t(u) = g_c(u)$ とおき, $g_Z(u)$ に従う確率変数をZで表す. さらに強意の無視可能が仮定されているから

$$\int_U P(Y_t = 1|u,\ S = t)g_t(u)du - \int_U P(Y_c = 1|u,\ S = c)g_c(u)du$$
$$= \int_U P(Y_t = 1|u)g_Z(u)du - \int_U P(Y_c = 1|u)g_Z(u)du$$
$$= E_Z\Big(P(Y_t = 1|u,\ Z) \Big) - E_Z\Big(P(Y_c = 1|u,\ Z) \Big)$$
$$= E_Z\Big(E(Y_t|u,\ Z)) \Big) - E_Z\Big(E(Y_c|u,\ Z)) \Big),$$

ただし, E_Z は Z の分布に関する期待値を表す. よって, 二重期待値の法則[5]より

$$E(\bar{Y}_t - \bar{Y}_c) = E(Y_t) - E(Y_c) = P(Y_t = 1) - P(Y_c = 1).$$

を得る. $P(Y_t = 1) - P(Y_c = 1)$ はランダム化追跡研究の効果指標であったから, 定理が証明できた.

（定理 5.3 証明終り）

次節で定義する傾向スコア (propensity score) は, 釣合せスコアの一つである. 傾向スコアの解説を急ぐ前に, 次節で Rosenbaum-Rubin 理論の批判を行い, さらに次の次の節でオッズ比を効果の評価指標に用いる場合の観察追跡研究の妥当性に関する解説を与える.

5.2.2 Rosenbaum-Rubin 理論に対する批判

前節で詳細に Rosenbaum-Rubin 理論を解説した. 彼らは「割付けが強意

---

[5] 本シリーズ第 1 巻『バイオ統計の基礎』 p.83.

112 第 5 章 観察追跡研究の数学的基礎

の無視可能で，かつ $b(u)$ が釣り合わせスコアであるとき」G_t 群と G_c 群で $b(u)$ の値をマッチさせれば，観察追跡研究を行いながらランダム化追跡研究と同一の結果を得ることができることを示した．二つの条件のうち釣合せスコアは実際の調査で G_c 群の作り方を工夫することによって達成可能である．しかしながら，以下に見るように強意の無視可能については工夫のしようがない．チェックもできない．

A. 強意の無視可能性は絵に描いたモチにすぎない

割付けが強意の無視可能であるとは，定義 5.3 より，$0 < P(S(v) = t \mid v) < 1$ を満たす任意の $v \in U$ が

$$P(Y_t = 1|v,\ S = t) = P(Y_t = 1|v), \quad P(Y_c = 1|v,\ S = c) = P(Y_c = 1|v)$$

を満たすことであった．$v \in U_t,\ v \in U_c$ については，これらの式が成り立つことは命題 5.4 で示したが，U_t にも U_c にも入っていない $v \in U$ については，観察追跡研究の枠内でこの式が成り立つかどうかのチェックができない．強意の無視可能条件は理論の正当化のための絵に描いた餅にすぎない．

B. 交絡因子の説明ができない

原因-結果の関連性を探索する疫学研究では長年，交絡因子 (confounding factor) が熱い焦点であった．交絡因子は第 1 章で述べたように原因と結果の両者に関連している因子のことであり，原因-結果の間に直接の関連性がないにもかかわらず交絡因子を経由するバイパスによって見せかけの関連性を与えてしまう（図 1.8 参照）．見せかけの関連性とは t と c 群の間に関連性がないにも関わらず，関連性ありとしてしまう，あるいは関連性があるにもかかわらず，関連性なしとしてしまうことである．つまり，交絡因子は研究結果に深刻なバイアスを与える可能性をもっている．それゆえ，交絡因子を同定しその影響をいかにうまく制御するかが疫学研究を成功に導く最重要なポイントとされてきたのである．しかしながら，Rosenbaum-Rubin 理論では交絡因子の説明ができない．

逆に言えば，Rosenbaum-Rubin 理論は旧来の交絡因子という概念を消去する画期的な理論であるといえる．しかし，強意の無視可能という絵に描いた餅をもち出してそれを行っては，おしまいである．現実的問題の解決には役立たないばかりか傾向スコアで両群をマッチさせておけば，観察追跡研究の結果はランダム化追跡研究の結果と一致するという間違った考えを世の中に蔓延させるからである．

5.3 効果の指標にオッズ比を用いる理論

Rosenbaum-Rubin 理論は，効果の評価指標に G_t 群と G_c 群の平均の差を用いた．本節では，オッズ比を用いることにする．オッズ比は，2.4.4 節で定義したが，以下に定義と特徴を要約する．まず，前節の要点を復習しておく．

- 追跡調査の枠組みで抽出された N 人の患者のデータを，リスク母集団 U 上の 3 次元確率変数 $(Y_S(u),\ S(u),\ u)$ の N 個のコピーと考える．
- $Y_S(u)$ の周辺分布は，次の様に与えられる．ただし Y_S は $Y_S(u)$ の周辺分布に従う確率変数，$g(u)$ は U 上の u の確率密度関数である（命題 5.1）．

$$P(Y_t = 1) = \int_U P(Y_t = 1|u)g(u)du,$$
$$P(Y_c = 1) = \int_U P(Y_c = 1|u)g(u)du.$$

5.3.1 オッズ比

A. オッズ比の定義

t と c のオッズは，次のように表わされる．

$$t \text{ のオッズ} = \frac{P(Y_t = 1)}{P(Y_t = 0)}, \quad c \text{ のオッズ} = \frac{P(Y_c = 1)}{P(Y_c = 0)}.$$

このとき，t のオッズに対する c のオッズの比を ψ で表し[6] t の c に関す

---
[6] ギリシャ語のアルファベット．プサイと読む．

114   第 5 章   観察追跡研究の数学的基礎

るオッズ比 (odds ratio) という. すなわち

$$t \text{ の } c \text{ に関するオッズ比 : } \quad \psi = \frac{P(Y_t = 1)}{P(Y_t = 0)} \left(\frac{P(Y_c = 1)}{P(Y_c = 0)} \right)^{-1}.$$

二重分数を整理するとオッズ比は, 次のように表わされる.

$$\psi = \frac{P(Y_t = 1)P(Y_c = 0)}{P(Y_t = 0)P(Y_c = 1)}.$$

この式の右辺の形から, オッズ比は**交積比** (cross product ratio) とよばれることもある.

B. オッズ比の特徴

1. オッズ比 ψ は, 次を満たす.

$$\psi = 1 \Longleftrightarrow P(Y_t = 1) = P(Y_c = 1),$$
$$\psi < 1 \Longleftrightarrow P(Y_t = 1) < P(Y_c = 1),$$
$$\psi > 1 \Longleftrightarrow P(Y_t = 1) > P(Y_c = 1).$$

さらに, ψ が 1 より大きくなるにつれて比 $P(Y_t = 1)/P(Y_c = 1)$ が大きくなること, つまり t の効果が強くなることも示される. これらのことから, ψ は t の c に対する効果の強さを表す評価指標の役割を果たすことが分かる.

実際, イギリスではオッズ比は競馬において t 馬と c 馬のどちらが勝つかの賭けを行う場合に c 馬に対する t 馬の強さの評価指標として庶民の間で広く使用されている.

2. オッズ比 ψ はさらに, 次を満たす.

$$\psi = 1 \Longleftrightarrow P(Y_t = 1, Y_c = 1) = P(Y_t = 1)P(Y_c = 1),$$
$$\psi < 1 \Longleftrightarrow P(Y_t = 1, Y_c = 1) < P(Y_t = 1)P(Y_c = 1),$$
$$\psi > 1 \Longleftrightarrow P(Y_t = 1, Y_c = 1) > P(Y_t = 1)P(Y_c = 1).$$

最初の式は，$\psi = 1$ は Y_t と Y_c が独立であること[7]，2番目の式は $\psi < 1$ は，Y_t と Y_c 間に負の関連性があること，3番目の式は $\psi > 1$ は，Y_t と Y_c 間に正の関連性があることを表している．つまり，オッズ比は Y_t, Y_c のように 0 と 1 の値をとる二つの2値変数間の関連性の強さを示す尺度の役割を果たす．もし Y_t, Y_c が連続型変数なら両者の関連性の強さは相関係数で測られるが，相関係数は2値変数には適用できない．オッズ比は，相関係数に代わる2値変数間の関連性の強さを示す尺度としても使用される．

3. さらに，患者 u のオッズ比 $\psi(u)$ について，次が成り立つ．

$$\psi(u) = \left(\frac{P(Y_S=1 \mid u,\ S=t)}{P(Y_S=0 \mid u,\ S=t)} \right) \left(\frac{P(Y_S=1 \mid u,\ S=c)}{P(Y_S=0 \mid u,\ S=c)} \right)^{-1} \tag{5.8}$$

$$= \left(\frac{P(Y_S=1,\ S=t \mid u)}{P(Y_S=0,\ S=t \mid u)} \right) \left(\frac{P(Y_S=1,\ S=c \mid u)}{P(Y_S=0,\ S=c \mid u)} \right)^{-1} \tag{5.9}$$

$$= \left(\frac{P(S=t \mid u,\ Y_S=1)}{P(S=c \mid u,\ Y_S=1)} \right) \left(\frac{P(S=t \mid u,\ Y_S=0)}{P(S=c \mid u,\ Y_S=0)} \right)^{-1} \tag{5.10}$$

(5.8) 式は，追跡調査のオッズ比，(5.9) 式は断面調査 (cross-sectional study) のオッズ比，(5.10) 式は患者対照研究 (case-control study) のオッズ比である．上式はこれらが等しいことを示している．これをオッズ比の**時間不変性** (time invariant) という．

　例えば，喫煙と肺がんの関連性を調べたいとき，追跡調査では喫煙と非喫煙の二つの群を追跡して肺がんの発症率を両群で比較することになるが，このような人体実験は不可能である．しかし集団を断面的に調べ喫煙者と肺がんり患者を 2×2 表に整理してオッズ比を算出することはできる．あるいは肺がんり患者からなる群と非り患者からなる群を作り両群の喫煙者数と非喫煙者数を 2×2 表に整理してオッズ比を算出することはできる．煙草の箱に「喫煙者は肺がんにより死亡する危険性が非喫煙者に比べて約2倍から4倍高くなります」などの警告が書かれているが，実際に喫煙してもらってリスクを調べたのではなく患者対照研究

---

[7] 本シリーズ第1巻『バイオ統計の基礎』，p.52，例 5.1 参照．

116   第5章　観察追跡研究の数学的基礎

などからオッズ比の時間不変性を利用して算出されているのである.

4. アウトカム変数が, 効果あり, なしなどの2値変数の観察研究では, 近年ロジスティック回帰モデルを適用してデータの解析を行うのが標準的解析法として広く行われているが, ロジスティック回帰モデルの回帰係数は, 対数オッズ比である.

5. ロジスティックモデルを用いる解析は, コンピュータプログラムが開発され普及した1980年以降のことである. それ以前の約20年間は2値変数の観察研究の解析にはマンテル-ヘンツェル (mantel-Haenszel) 法の適用が定石で, Mantel-Haenszel の論文は, 長期間全米で医学論文における引用率 No.1 であった. その成功の源は, 実際のデータから算出されたオッズ比の値が層間で安定していることに着目したところにあった. このことを**オッズ比の層間安定性**という. 次は, オッズ比の層間安定性を示す例である.

表5.1 は, アイスランドにおいて 1880-1909 年出生した人と 1840-1879 年に出生した人の二つのコホートで記録された人口 10 万人当りの乳がんり患率である [8]. 表から明らかなように, 二つのコホートの各年齢層の人口 10 万人当りのり患率の差は 27.2 〜 91 の間を動き小さい値と大きい値の間に約3倍の差がある. しかし, オッズ比の値は 1.66 〜 1.81 しか動いておらず極めて安定している. なお, 元の表ではリスク比が与えられているが, オッズ比に書き直している. 乳がんの場合, 両者の値は実質的に一致するからである. これは一つの例にすぎないが, Breslow-Day の原著 2.5 節 (pp.59 〜 66) にオッズ比の層間安定性を示す様々な例が与えられている. 以下の数学的理論化はこの安定性に着目して行う.

---

[8] Breslow-Day: Statistical Methods in Cancer Research, IARC Scientific Publications No.32, Vol.1, p.59, Table 2.5 より引用.

5.3 効果の指標にオッズ比を用いる理論　　*117*

表 **5.1**　　人口 10 万人当りのアイスランドの乳がんり患数

	年齢				
出生年	40-49	50-59	60-69	70-79	80-89
1880-1909	65.90	95.10	129.50	140.10	227.90
1840-1879	38.70	53.80	71.70	81.10	136.90
差	27.20	41.30	57.80	59.00	91.00
オッズ比	1.70	1.78	1.81	1.73	1.66

5.3.2　数学的理論化

効果の評価指標をオッズ比とする．ランダム化追跡研究の場合この指標は命題 5.1 で与えられた周辺確率を用いて，次で与えられる．

$$\psi = \frac{P(Y_t=1)}{P(Y_t=0)} \left(\frac{P(Y_c=1)}{P(Y_c=0)} \right)^{-1}. \tag{5.11}$$

目的は，観察追跡研究のデータから ψ の一致推定を行うにはどのようなデザインが必要であるかを考察することである．

A. 設定

観察追跡研究のオッズ比について考える．解説を分かり易く行うため，次の設定の下で考える．表 5.1 を一般的に表わした表 5.2 を見ながら理解してほしい．

- $k(u)$ を $u \in U$ の実数値関数とする．
- 患者 (u) は，$k(u)$ の値域を区切って L 個の層 $C_1, C_2, \ldots, C_L$ に層別されている．
- 層 C_h の代表値を k_h で表す．
- G_t 群の全患者数を n_t とし，その中で層 C_h に属する患者数を n_{th} とする．したがって

$$n_t = \sum_{h=1}^{L} n_{th}$$

である．また，G_t 群の層 C_h に属する患者中でイベントあり $(Y_t = 1)$ の患

118   第 5 章　観察追跡研究の数学的基礎

表 5.2　L 個の層に層別されたデータ表：記号の設定

第 h 層	C_h		
代表値	k_h		
	イベント		
	あり $(Y_S = 1)$	なし $(Y_S = 0)$	計
G_t 群 $(S = t)$	x_{th}	$n_{th} - x_{th}$	n_{th}
G_c 群 $(S = c)$	x_{ch}	$n_{ch} - x_{ch}$	n_{ch}
計			n_h

者数を x_{th} とする.

　同様に, G_c 群の全患者数を n_c とし, その中で層 C_h に属する患者数を n_{ch}. また, G_c 群の層 C_h に属する患者中でイベントあり $(Y_t = 1)$ の患者数を x_{ch} で表す.

- 層 C_h の総患者数を n_h とおく. すなわち $n_h = n_{th} + n_{ch}$.

- $S = t$ 群および $S = c$ 群において層 C_h に属する患者 (u) の割合を確率の記号を使って, それぞれ

$$f_t(k_h) = P(k(u) \in C_h \mid S = t), \quad f_c(k_h) = P(k(u) \in C_h \mid S = c)$$

と表す.

- 層 C_h における G_t 群と G_c 群のイベント発現率を, それぞれ

$$P(Y_t = 1 \mid k(u) \in C_h, \ S = t), \quad P(Y_c = 1 \mid k(u) \in C_h, \ S = c)$$

と表す.

B. 層 C_h における t の c に対するオッズ比

　上の設定の下で, 層 C_h における $S = t$ の $S = c$ に対するオッズ比は, 次のように表される.

$$\psi(k_h) = \frac{P(Y_t = 1 \mid k(u) \in C_h, \ S = t) \ / \ P(Y_t = 0 \mid k(u) \in C_h, \ S = t)}{P(Y_c = 1 \mid k(u) \in C_h, \ S = c) \ / \ P(Y_c = 0 \mid k(u) \in C_h, \ S = c)}.$$

(5.12)

C. 観察追跡研究のオッズ比

層 C_h における $S = t$ のオッズは

$$P(Y_t = 1 \mid k(u) \in C_h,\ S = t) \ /\ P(Y_t = 0 \mid k(u) \in C_h,\ S = t)$$

で与えられる. また, 各群について層の分布 (層の重み) が次のように与えられているから

$$f_t(k_h) = P(k(u) \in C_h \mid S = t),\ \ f_c(k_h) = P(k(u) \in C_h \mid S = c)$$

層をならした, $S = t$ におけるオッズの平均と, $S = c$ におけるオッズの平均は, 次式で与えられる.

$$A_t =$$
$$\sum_{h=1}^{L} \Big(P(Y_t = 1 \mid k(u) \in C_h,\ S = t) \ /\ P(Y_t = 0 \mid k(u) \in C_h,\ S = t) \Big) f_t(k_h).$$
$$A_c =$$
$$\sum_{h=1}^{L} \Big(P(Y_c = 1 \mid k(u) \in C_h,\ S = c) \ /\ P(Y_c = 0 \mid k(u) \in C_h,\ S = c) \Big) f_c(k_h).$$

よって, $S = t$ の $S = c$ に対するオッズ比は, 両者の比, すなわち

$$\psi_o^* = \frac{A_t}{A_c} \tag{5.13}$$

で与えられる.

D. 数学的展開

問われているのは, 観察追跡研究からランダム化追跡研究のオッズ比 ψ を推定するにはどうすればよいかということである. Rosenbaum-Rubin は平均の差を対象として, 偏りがない推定を行うこと, すなわち不偏推定 (unbiased estimate) を行うことを目標として理論を発展させたが, ここではオッズ比の一致推定 (consisitent estimate) を行うことを目標に掲げる. ただし. 一致推定とは, もし症例数を無限に集めることが出来れば観察追跡研究に基づいて

120   第5章　観察追跡研究の数学的基礎

作成されるオッズ比の推定値とランダム化追跡研究から算出されるオッズ比の値を（確率的に）一致させることができるという意味で推定の良さを保証する一つの基準である.

　観察追跡研究で得られたデータから ψ_o^* の一致推定を行うことは，さほど難しくない. それが ψ の一致推定値であるためには $\psi_o^* = \psi$ が成り立っていることが不可欠である. ψ_o^* の一致推定を行っても $\psi_o^* \neq \psi$ なら ψ_o^* の一致推定量は ψ の一致推定量とはならないからである. 命題 5.3 に対応する，次の命題が成り立つ.

命題 5.6

　　　条件 (1^*)　：任意の $h = 1, 2, \ldots, L$ に対して $\psi(k_h) = \psi$

　　　条件 (2)　　：任意の $h = 1, 2, \ldots, L$ に対して $f_t(k_h) = f_c(k_h)$

が満たされるとき，$\psi_o^* = \psi$ である.

　証明. 条件 (1^*) が満たされているとする. このとき，(5.12) 式より

$$\frac{P(Y_t = 1 \mid k(u) \in C_h,\ S = t)}{P(Y_t = 0 \mid k(u) \in C_h,\ S = t)} = \psi \frac{P(Y_c = 1 \mid k(u) \in C_h,\ S = c)}{P(Y_c = 0 \mid k(u) \in C_h,\ S = c)}.$$

(5.13) 式に代入すると

$$\psi_o^* = \psi \ \left(\sum_{h=1}^{L} \frac{P(Y_c(u) = 1 \mid k(u) \in C_h,\ S(u) = c)}{P(Y_c(u) = 0 \mid k(u) \in C_h,\ S(u) = c)} f_t(k_h) \right)$$

$$\left(\sum_{h=1}^{L} \frac{P(Y_c(u) = 1 \mid k(u) \in C_h,\ S(u) = c)}{P(Y_c(u) = 0 \mid k(u) \in C_h,\ S(u) = c)} f_c(k_h) \right)^{-1}.$$

よって，条件 (2) より $\psi_o^* = \psi$ である.

　　　　　　　　　　　　　　　　　　　　　　　　　　　　　（証明終り）

E. 条件 (1*) について

E-1. 条件付き独立

次の命題が成り立つ.

命題 5.7 任意の $u \in U$ に対して

$$P(Y_S = 1 \mid u, \ S = t) = \ P(Y_S = 1 \mid S = t), \tag{5.14}$$

$$P(Y_S = 1 \mid u, \ S = c) = P(Y_S = 1 \mid S = c) \tag{5.15}$$

が成り立つとき, $\psi(k_h) = \psi, \ h = 1, 2, \ldots, L,$ である.

証明. まず, (5.14), (5.15)式が成り立つとき, 任意の h に対して

$$P(Y_S = 1 \mid k(u) \in C_h, \ S = t) = \ P(Y_S = 1 \mid S = t),$$

$$P(Y_S = 1 \mid k(u) \in C_h, \ S = c) = P(Y_S = 1 \mid S = c)$$

が成り立つ[9]. よって

$$\psi(k_h) = \left(\frac{P(Y_t = 1 \mid k(u) \in C_h, \ S = t)}{P(Y_t = 0 \mid k(u) \in C_h, \ S = t)} \right) \tag{5.16}$$

$$\left(\frac{P(Y_c = 1 \mid k(u) \in C_h, \ S = c)}{P(Y_c = 0 \mid k(u) \in C_h, \ S = c)} \right)^{-1}$$

$$= \left(\frac{P(Y_t = 1 \mid S = t)}{P(Y_t = 0 \mid S = t)} \right) \left(\frac{P(Y_c = 1 \mid S = c)}{P(Y_c = 0 \mid S = c)} \right)^{-1} \tag{5.17}$$

である. ところが, $\{P(Y_t = 1\} \cap \{S = c\} = \phi$ であるから

$$P(Y_t = 1) = P(Y_t = 1, \ S = t) + P(Y_t = 1, \ S = c) = P(Y_t = 1, \ S = t)$$

$$= P(Y_t = 1 \mid S = t)P(S = t).$$

よって

$$P(Y_t = 1 \mid S = t) = P(Y_t = 1)/P(S = t).$$

---

[9] 証明は, 野田・宮岡共著『数理統計学の基礎』定理 2.2.25, 39 ページ, の証明と同様にやればよい.

122   第 5 章　観察追跡研究の数学的基礎

同様にして $P(Y_c = 1 \mid S = c) = P(Y_c = 1)/P(S = c)$ が成り立つ. よって, これらの関係式を (5.17) 式に代入すると

$$
\begin{aligned}
\psi(k_h) &= \left(\frac{P(Y_t = 1) \ / \ P(S = t)}{P(Y_t = 0) \ / \ P(S = t)} \right) \left(\frac{P(Y_c = 1) \ / \ P(S = c)}{P(Y_c = 0) \ / \ P(S = c)} \right)^{-1} \\
&= \left(\frac{P(Y_t = 1)}{P(Y_t = 0)} \right) \left(\frac{P(Y_c = 1)}{P(Y_c = 0)} \right)^{-1} = \psi.
\end{aligned}
$$

（証明終り）

命題 5.7 の条件 (5.14) 式と (5.15) 式は, S given のとき Y_S と u が条件付き独立であることを意味している. すなわち

$$Y_S \perp u \mid S \tag{5.18}$$

であることに注意しよう. さらに, 次の命題が成り立つ.

命題 5.8　条件

$$
\begin{aligned}
P(S = t \mid u, \ Y_t = 1) &= P(S = t | Y_t = 1), \\
P(S = t \mid u, \ Y_t = 0) &= P(S = t | Y_t = 0), \\
P(S = c \mid u, \ Y_c = 1) &= P(S = c | Y_c = 1), \\
P(S = c \mid u, \ Y_c = 0) &= P(S = c | Y_c = 0).
\end{aligned}
\tag{5.19}
$$
$$\tag{5.20}$$

が成り立つとき $\psi(k_h) = \psi$ である.

証明.　命題 5.7 の証明と同様にやればよい.

(5.20) 式および (5.19) 式は, それぞれ

$$S \perp u \mid Y_t, \quad S \perp u \mid Y_c$$

を表す. この二つをまとめて, 簡単に

$$S \perp u \mid (Y_t, Y_c)$$

と書く.

E-2. 交絡因子の定義

定義 5.6 関連性が問われる事象（因子） A と B の他に第 3 の因子 C があるとき

$$A \perp C \mid B, \text{ あるいは } B \perp C \mid A$$

のどちらか一方が成り立てば，C は A と B の関連性に関する**交絡因子でない**という．「交絡因子でない」が否定されるとき，つまり

$$A \perp C \mid B \text{ でなく，かつ } B \perp C \mid A \text{ でない}$$

とき C は A と B の関連性に関する**交絡因子である**という．ただし，記号 $A \perp C \mid B$ は，B を given したとき A と C が条件付き独立であることを意味する．

E-3. 交絡因子の視覚的理解

図 5.4 は，$A \to B$ の関連性に関して C が交絡因子の場合と交絡因子でない場合を視覚的に表した図である．例えば，A と C を結ぶ直線は $A \perp C \mid B$ が否定されるとき描き，$A \perp C \mid B$ が肯定されるときは直線で結ばないというルールで描いてある．図から，C が交絡因子ならば $A \to B$ の直接の関連性が C を経由して生じる間接の関連性と絡み合ってしまうので $A \to B$ の直接の関連性を調べることができないこと，これに対して C が交絡因子でなければ，C を経由するバイパスはできず C の影響を受けない $A \to B$ の直接の関連性を調べることができることが視覚的に理解できる．

E-4. 交絡因子と条件 (1^*)

命題 5.9 条件「$Y_S \perp u \mid S$，または $S \perp u \mid (Y_t, Y_c)$」が成り立つとき，すなわち u が交絡因子でなければ命題 5.6 の条件 (1^*) が成り立つ.

証明. 命題 5.7 および命題 5.8 より自明.

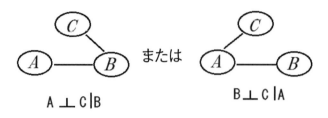

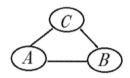

図 5.4 交絡の視覚化

F. 命題 5.6 の条件 (2) について

定義 5.7 $S=t$ 群の総患者数は n_t, 層 C_h における患者数は n_{th}, $S=c$ 群の総患者数は n_c, 層 C_h における患者数は n_{ch} と設定されている (表 5.2). このとき, すべての $h=1,2,\ldots,L$ に対して

$$\lim_{n_{th}\to\infty} \frac{n_{th}}{n_t} = \lim_{n_{ch}\to\infty} \frac{n_{ch}}{n_c}$$

が満たされるように G_t 群, G_c 群を構成することを **層化釣合せ** (stratified matching) という.

命題 5.10 G_t 群, G_c 群を層化釣合せで構成する. このとき, $n_{th}, n_{ch} \to \infty$, $h=1,2,\ldots,L$, なら $f_t(k_h) = f_c(k_h)$, $h=1,2,\ldots,L$, が成り立つ. すなわち, 命題 5.6 の条件 (2) が満たされる.

証明) $U_1, U_2, \ldots, U_m$ は超リスク集団 U_t から抽出された互いに

独立，同一分布に従う確率変数であると想定されているから，$\hat{f}_t(k_h) = n_{th}/n_c$ が $f_t(k_h) = P(u \in C_h | s = t)$ の一致推定量である．同様に $\hat{f}_c(k_h) = n_{ch}/n_c$ が $f_c(k_h)$ の一致推定量である．G_t 群と G_c 群は層化釣合せで構成されているから，$n_{th}, n_{ch} \to \infty$ のとき，$f_t(k_h) = f_c(k_h)$.

（命題 5.10 の証明終り）

G. 主定理

定理 5.4 G_t 群と G_c 群が層化釣合せで構成されているとき，u が交絡因子でなければ $\psi_o^* = \psi$，すなわち観察追跡研究のデータから構成される ψ_o^* の一致推定量はランダム化追跡研究の効果の評価指標であるオッズ比 ψ の一致推定量となる．

証明. 仮定より u は交絡因子でないから命題 3.9 より命題 5.6 の条件 (1*) が満たされる．さらに，釣合せスコア $b(u)$ でデータの層化釣合せが行われている．一致推定は $n_{th}, n_{ch} \to \infty$ とするときの極限であるから命題 5.10 が成り立ち，命題 5.6 の条件 (2) も満たされる．よって，命題 5.6 より定理が成り立つ．

（定理 5.4 の証明終り）

定義 5.8 観察追跡研究のデータから構成される，次の推定量を **Mantel-Haenszel 推定量**という．ただし，$x_{th}, x_{ch}, n_{th}, n_{ch}, n_h$ は表 5.2 で与えられている．

$$\hat{\psi}_{MH} = \left(\sum_{h=1}^{L} \frac{x_{th}(n_{ch} - x_{ch})}{n_h} \right) \left(\sum_{h=1}^{L} \frac{x_{ch}(n_{th} - x_{th})}{n_h} \right)^{-1}. \quad (5.21)$$

定理 5.5

$$w_{th} = \lim_{n_{th} \to \infty} \frac{n_{th}}{n_t}, \quad w_{ch} = \lim_{n_{ch} \to \infty} \frac{n_{ch}}{n_c}, \quad q_h = \lim_{n_{th}, n_{ch} \to \infty} \frac{n_h}{n_t + n_c}$$

とおく．$0 < w_{th}, w_{ch}, q_h < 1$ とする．このとき，u が交絡因子でなければ Mantel-Haenszel 推定量 $\hat{\psi}_{MH}$ は，ψ の一致推定量である．すなわち観察追跡研究のデータから構成される Mantel-Haenszel 推定量は，ランダム化追跡

126　第5章　観察追跡研究の数学的基礎

研究の効果の評価指標であるオッズ比 ψ の一致推定量である.

　証明. 分子の第 h 項は, $n_t + n_c$ で割ると次のように変形できる.

$$\frac{x_{th}(n_{ch} - x_{ch})}{(n_t + n_c)n_h} = \frac{n_{th}n_{ch}}{(n_t + n_c)n_h}\left(\frac{x_{th}}{n_{th}}\right)\left(1 - \frac{x_{ch}}{n_{ch}}\right).$$

$n_{th}, n_{ch} \to \infty$ のとき,

$$\frac{x_{th}}{n_{th}} \to P(Y_t = 1 \mid u \in C_h,\ S = t),\quad \frac{x_{ch}}{n_{ch}} \to P(Y_c = 1 \mid u \in C_h,\ S = c)$$

であるから, $n_{th}, n_{ch} \to \infty$ のとき

$$\frac{x_{th}(n_{ch} - x_{ch})}{(n_t + n_c)n_h} \to$$

$$q_h w_{th} w_{ch} P(Y_t = 1 \mid u \in C_h,\ S = t)\Big(1 - P(Y_c = 1 \mid u \in C_h,\ S = c)\Big).$$

仮定より u は交絡因子でないから, 命題5.7 より $\psi(k_h) = \psi$. よって

$$P(Y_t = 1 \mid u \in C_h,\ S = t)\Big(1 - P(Y_c = 1 \mid u \in C_h,\ S = c)\Big) = \psi B_h,$$

ただし

$$B_h = P(Y_c = 1 \mid u \in C_h,\ S = c)\Big(1 - P(Y_t = 1 \mid u \in C_h,\ S = t)\Big).$$

よって

$$\frac{x_{th}(n_{ch} - x_{ch})}{(n_t + n_c)n_h} \to \psi q_h w_{th} w_{ch} B_h$$

同様に分母の第 h 項を $n_t + n_c$ で割ると

$$\frac{x_{ch}(n_{th} - x_{th})}{(n_t + n_c)n_h} \to q_h w_{th} w_{ch} B_h.$$

したがって, $n_{th}, n_{ch} \to \infty$ のとき

$$\hat{\psi}_{MH} \to \frac{\psi \sum_{h=1}^{L} q_h w_{th} w_{ch} B_h}{\sum_{h=1}^{L} q_h w_{th} w_{ch} B_h} = \psi$$

（定理5.5 の証明終り）

H. 定理 5.4 と定理 5.5 の意味

定理 5.4 は，次のような意味をもつ重要な定理である．

1. u が交絡因子でないとは，正確には「u は関連性 $S \to Y_S$ に係る交絡因子ではない」ということである．このことを数学的に表わすと「$Y_S \perp u \mid S$，あるいは $S \perp u \mid (Y_t, Y_c)$ のどちらか一方が成り立つ」である．いいかえれば「交絡因子でない因子は，曝露と発病のどちらか一方に関連していない因子」である．これは疫学などでよく知られる「交絡因子は曝露と発病の両者に関連した因子である」の数学的否定形である．

2. 定理 5.4 の層化釣合せという条件は Rosenbaum-Rubin の釣り合わせスコアで両群をマッチさせることに対応する条件であるが，層化釣合せという条件さえ満たされれば層別に使用する関数 $k(u)$ は釣合せスコアでなくてよい．主成分分析の第一主成分やクラスター分析の結果を利用するなど何を利用してもよい．しかし u の要素の中に二値変数などの離散型変数が含まれている場合には，次節で紹介する釣合せスコアの一つである割付傾向スコア (propensity score) の利用が便利である．

3. また，Rosenbaum-Rubin の場合，両群の釣合せは，G_t 群に属する一人の患者 u の $b(u)$ の値と同じ $b(u)$ の値をもつ患者を選ぶ 1 対 1 マッチングを意味したが，層化釣合せでは，G_t 群に属する一人の患者 u の $k(u)$ の値が区間 (d_h, d_{h+1}) に入っていれば，$k(u)$ の値が同じ区間に入る患者を選択して G_c 群を構成すればよいという点で Rosenbaum-Rubin の概念を弱めており，応用上有利である．

4. とはいえ，層化釣合せは，後述の例に見られるように，せっかく集めた貴重な症例を捨てなければならない場合が生じる．定理 5.5 は，$w_{th} \neq w_{ch}$ でなくても Mantel-Haenszel 推定量は ψ の一致推定量であることを示している．つまり，Mantel-Haenszel 推定量で推定すれば，層化釣合せをしなくてもランダム化追跡研究のオッズ比が推定できる．したがって，症例数が多ければ層化釣合せをしておけばよいが，症例数やイベント数が少ないときは，層化釣合せをせずに Mantel-Haenszel 推定量でオッズ比

128　第 5 章　観察追跡研究の数学的基礎

を推定すればよい.

5. 定理 5.4 および定理 5.5 は, u が交絡因子でないときの定理である. u が交絡因子のときは, どう対処するのかが問題である. これについては, 項を改めて, 次に述べる.

I. u が交絡因子の場合

定義 5.8　$\psi_C = \psi(k_1) = \psi(k_2) = \cdots = \psi(k_L)$ を**共通オッズ比** (common odds ratio) という.

注意 5.4　u が交絡因子でなければ $\psi_C = \psi$ となるが, u が交絡因子の場合, $\psi_C = \psi$ となるとは限らない.

u が交絡因子の場合, オッズ比の層間安定性に着目する. すなわち, 多くの場合, G_t 群と G_c 群の症例を適当に層別すると, かなり小さな $\epsilon > 0$ が存在して $\psi(k_h)$ と共通オッズ比 ψ_C の間に, 次の関係が成り立つ.

$$\psi_C - \epsilon < \psi(k_h) < \psi_C + \epsilon. \tag{5.22}$$

定理 5.6　(5.22) が成り立つとする.

(1) 両群が層化釣合せをされているとき, (5.13) 式で与えられた ψ_o^* に対して

$$\psi_C - \epsilon < \psi_o^* < \psi_C + \epsilon$$

が成り立つ. つまり, 観察研究のオッズ比は近似的に共通オッズ比と一致する.

(2) 両群が層化釣合せをされている, いないにかかわらず, Mantel-Haenszel 推定量は ψ_C の一致推定量である.

証明. (1) 定理 5.4, 定理 5.5 の証明と同様にすると容易に証明できる.

5.3 効果の指標にオッズ比を用いる理論   *129*

J. 共通オッズ比の位置づけ

u が交絡因子の場合，推定できるのは共通オッズ比 ψ_C である．ψ_C は，上で注意したように（注意5.4）ランダム化追跡研究のオッズ比 ψ と一致するとは限らない．では，共通オッズ比の位置づけは何であるか．

● 直感的には，オッズ比の層間類似性は，交絡因子の関数 $k(u)$ で層別すれば層間でオッズ比がほぼ均一，ということであるから，共通オッズ比からは交絡因子の影響が取り除かれていると考えるのが自然である．

● u を p 次元の変数と考えたが，この中の p 個の変数は測定された変数にすぎない．重要な変数が測定から見逃されているかもしれず，見逃された変数の中には交絡因子が含まれている可能性もある．ランダム化を行うと測定されなかった変数も両群でバランスされ比較可能性が確保されるが，観察研究では重要な変数の測定が見逃される可能性が常にある．そのような現実を無視して，本節では理想的な環境を想定してランダム化追跡研究のオッズ比の一致推定量を構成することを目標にして理論を発展させてきた．しかしながら，現実に目を向けると，このような目標自体が絵に描いた餅にすぎない．

現実を見据えた上では，観察追跡研究における二群比較の目標として
(1) 両群を比較可能にするモノサシの設定
と
(2) 比較可能性を導く方策の探索
を目標に設定しなおす方が賢明である．この観点に立つとき，層別による共通オッズ比の推定は極めて妥当な考え方である．

なお，最近測定を見逃した変数がある中でランダム化追跡研究の評価指標の不偏推定量を構成する方法 [10] が注目されているが，マニアック的で特殊な場合しか適用できないので，ここでは説明から割愛した．

---

[10] 操作変数法 (instrumental variable mrthod) よばれる．例えば，Bowden, R.J.; Turkington, D.A: *Instrumental Variables*, Cambridge, England: Cambridge University Press (1984).

130 第 5 章 観察追跡研究の数学的基礎

1 次元の釣合せスコアは存在する. それが次節で紹介する傾向スコアである.

5.4 傾向スコア

本節では, Rosenbaum-Rubin[11] によって提案された傾向スコアについて解説を与える. 使用する記号等はすべて前節と同一である.

5.4.1 傾向スコアの定義

定義 5.9 $P(S = t \mid u = x)$ を $u = x$ given のとき x に t が割り付けられる条件付き確率とする. この確率を x の関数と考えて

$$e(x) = P(S = t \mid u = x) \tag{5.23}$$

とおく. $e(x)$ を**傾向スコア** (propensity score) という. 患者 $u = x$ に $S = t$ が割り付けられる傾向がどれ程強いかを示すスコアである.

5.4.2 傾向スコアの性質

傾向スコア $e(x)$ が釣合せスコアであることを示すために, まず次の補題で定理の証明に必要な数学の準備をしておき, 次に定理 5.7 で一般的な結果を示し, 最後にその特別な場合として定理 5.8 で $e(x)$ が釣合せスコアであることを示す.

補題 5.1 (1) a が定数の時, 事象 B given のときの a の条件付き期待値は a である. すなわち, $E(a \mid B) = a$. (2) $E\big(f(X) \mid f(X) = a\big) = a$.

証明. (1) 条件付き確率は確率であることに注意すると, 本シリーズ第 1 巻『バイオ統計の基礎』p.38 定理 5.1 より明らかである. (2) $f(X) = a$ という条件の下では $E(f(X) \mid f(X) = a) = E(a \mid f(X) = a)$. よって (1) より明らかである.

（補題 5.1 の証明終り）

---

[11] Paul R. Rosenbaum and Donald Rubin: The central role of the propensity score in observational studies for causal effects, *Biometrika*, 1983, 70, 1, 41-55.

5.4 傾向スコア   *131*

補題 5.2 $b(u)$ を釣合せスコア，$e(u)$ を傾向スコアとする．次が成り立つ．
(1) $P\big(S = t,\, u = a \mid b(u) = b\big) = e(a)P\big(u = a \mid b(u) = b\big)$,
(2) $P\big(S = t \mid b(u) = b\big) = E\big(e(u) \mid b(u) = b\big)$,
(3) $e(u) = f\big(b(u)\big)$ を満たす関数 f が存在すると任意の b に対して

$$E\big(e(u) \mid b(u) = b\big) = e(u).$$

証明. (1) $b(a) \neq b$ のときは与式の両辺はゼロとなり，与式は成り立つから $b(a) = b$ の場合だけを証明すればよいが，このとき，$u = a$ なら $b(u) = b(a) = b$ だから事象 $u = a$ は事象 $b(u) = b$ に含まれている．よって

$$P\big(S = t \mid u = a,\, b(u) = b\big) = P\big(S = t \mid u = a\big).$$

よって，条件付き確率の定義から

$$P\big(S = t,\, u = a \mid b(u) = b\big) = P\big(S = t \mid u = a,\, b(u) = b\big)P\big(u = a \mid b(u) = b\big)$$
$$= P\big(S = t \mid u = a\big)P\big(u = a \mid b(u) = b\big) = e(a)P\big(u = a \mid b(u) = b\big).$$

(2) $b(u) = b$ を満たす u の集合を B とおく，すなわち $B = \{u; b(u) = b\}$ とおくと

$$P\big(S = t \mid b(u) = b\big) = P\big(S = t \mid u \in B\big)$$

と表すことができ，さらに $u \in B$ given という条件の下では $P(S = t \mid u \in B)$ は定数であるから補題 5.1 (2) より

$$P\big(S = t \mid u \in B\big) = E\big(P\big(S = t \mid u \in B\big) \mid u \in B\big)$$

が成り立つ．$u \in B$ と条件付けられた期待値の中で再び $u \in B$ と条件付ける必要がないから $P(S = t \mid a) = P(S = t \mid u = a)$ と略記すれば

$$E\big(P\big(S = t \mid u \in B\big) \mid u \in B\big) = E\big(P\big(S = t \mid u\big) \mid u \in B\big)$$
$$= E\big(e(u) \mid u \in B\big) = E\big(e(u) \mid b(u) = b\big).$$

よって

132　第 5 章　観察追跡研究の数学的基礎

$$P\big(S = t \mid b(u) = b\big) = E\big(e(u) \mid b(u) = b\big).$$

(3) $e(u) = f\big(b(u)\big)$ を満たす関数 f が存在するとすると，$b(u) = b$ given のとき $f(b(u))$ は定数であるから補題 5.1(2) より

$$E\big(e(u) \mid b(u) = b\big) = E\big(f(b(u)) \mid b(u) = b\big) = f(b(u)) = e(u).$$

（補題 5.2 の証明終り）

定理 5.7　$b(u)$ が釣合せスコアであるとき，任意の x について $e(x) = f\big(b(x)\big)$ を満たす関数 f が存在する．逆も成り立つ，すなわち任意の x について $e(x) = f\big(b(x)\big)$ を満たす関数 f が存在すれば $b(u)$ は釣合せスコアである．

定理 5.7 の意味

証明を与える前に定理 5.7 の意味を考えてみよう．

- 定理で存在するとした関数 f は，1 対 1 対応の関数とは限らず図 5.5 で示したように K 対 1 対応の関数であってもよい．$b(u)$ の空間の多数の点が $e(u)$ の空間の 1 点に対応することは $e(u)$ の空間をより細かく見たのが $b(u)$ の空間であること，逆にいえば $e(u)$ の空間は $b(u)$ の空間をざっくりとらえた空間であることを意味する．この意味で，定理は，傾向スコア $e(x)$ は釣合せスコアを最も粗っぽくざっくりとらえたスコアであることを示している．

- 前節で述べたように，観察追跡研究に基づいてランダム化追跡研究のオッズ比の一致推定を行うことができるための一つの条件は $b(u)$ の値を区切って層化釣合せすることであった．このとき，$e(u)$ の空間が $b(u)$ の空間より粗いということは，$e(u)$ で層別したときにできる一つの層が，$b(u)$ で層別したときの複数個の層に対応することを意味する．いいかえれば，定理 5.7 は $e(u)$ で層別すると最も簡潔で経済的な層を作ることができることを保障している．

定理 5.7 の証明．　まず逆が成り立つことを示す．任意の x について $e(x) = f\big(b(x)\big)$ を満たす関数 f が存在するとすると補題 5.2 (2)，(3) より

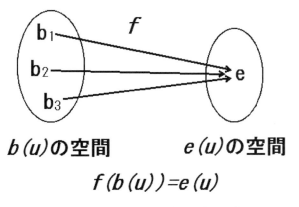

図 5.5 $e(x)$ と $b(x)$ の対応を表す関数 f

$$P\bigl(S=t \mid b(u)=b\bigr) = E\bigl(e(u) \mid b(u)=b\bigr) = e(u).$$

よって，補題 5.2 (1) より $b(a)=b$ を満たす任意の a, b に対して

$$P\bigl(S=t, u=a \mid b(u)=b\bigr) = e(a) P\bigl(u=a \mid b(u)=b\bigr)$$
$$= P\bigl(S=t \mid b(u)=b\bigr) P\bigl(u=a \mid b(u)=b\bigr).$$

$b(a)=b$ を満たさない a,b については両辺がゼロとなりいつでも等号が成立する．よって $S \perp u \mid b(u)$ が示された．

次に，$S \perp u \mid b(u)$ なら任意の x について $e(x) = f(b(x))$ を満たす関数 f が存在することを示す．背理法を用いて $S \perp u \mid b(u)$ のとき，任意の x について $e(x) = f(b(x))$ を満たす関数 f が存在することを否定すると矛盾が起こることを示すことにする．結論を否定すると，どんな f に対しても $e(x_1) \neq f(b(x_1))$ である x_1 が存在することになる．いいかえれば

$$e(x_1) \neq e(x_2), \quad かつ \quad b(x_1) = b(x_2)$$

を満たす $x_2 \neq x_1$ が存在する．すなわち

$$P(S=t \mid u=x_1) \neq P(S=t \mid u=x_2), \quad かつ \quad b(x_1) = b(x_2) \tag{5.24}$$

134　第 5 章　観察追跡研究の数学的基礎

が成り立つ. いま, $b = b(x_1)$ とおくと $u = x_1$ のとき $b(u) = b$ であるから

$$P(S = t \,|\, u = x_1) = P(S = t \,|\, u = x_1,\, b(u) = b).$$

よって (5.24) 式は

$$P(S = t \,|\, u = x_1,\, b(u) = b) \neq P(S = t \,|\, u = x_2,\, b(u) = b)$$

と表されるが, この式は $S \perp u \,|\, b(u)$ が成立しないことを示しており, 仮定に矛盾する. よって定理が証明された.

（定理 5.7 の証明終り）

定理 5.7 の特別な場合として, 次の定理が成り立つ.

定理 5.8　傾向スコア $e(x)$ は釣合せスコアの一つである, すなわち, $S \perp u \,|\, e(u)$ である.

5.5　傾向スコアの推定

傾向スコア $e(x) = P(S = t \,|\, u = x)$ は $u = x$ given のとき $S = t$ となる条件付き確率であり, 未知パラメータである. 実際に応用するには, 観察追跡研究から得られたデータを使って推定する必要がある. 本節では, 観察追跡研究から得られたデータを用いて傾向スコアを推定することについて考える.

5.5.1　問題となる点はどこにあるのか

観察追跡研究から得られるデータは, G_t 群と G_c 群の患者を調べた u の実現値, すなわち $S = t$, $S = c$ given のときの $u = x$ である. しかし, $e(x)$ はこれを逆にした $u = x$ given のときの $S = t$ の条件付き確率である. $e(x)$ の推定を理解するためには, この相異を明確に理解しておくことが重要である. 次の例でこの相違を明らかにする.

例 5.1　x_1 を 0,1 が割り付けられた 2 値変数, x_2 を 0,1,2 が割り付けられたカテゴリカル変数とする. このとき, 観察追跡研究から得られる $u = (x_1, x_2)$

5.5 傾向スコアの推定　　135

表 5.3　x_1 が 2 値変数，x_2 がカテゴリカル変数の場合のデータ

群	$x_1 = 0$			$x_1 = 1$			計
	$x_2 = 0$	$x_2 = 1$	$x_2 = 2$	$x_2 = 0$	$x_2 = 1$	$x_2 = 2$	
G_t	n_{t00}	n_{t01}	n_{t02}	n_{t10}	n_{t11}	n_{t12}	n_t
G_c	n_{c00}	n_{c01}	n_{c02}	n_{c10}	n_{c11}	n_{c12}	n_c
計	n_{00}	n_{01}	n_{02}	n_{10}	n_{11}	n_{12}	

表 5.4　x_1 が 2 値変数，x_2 がカテゴリカル変数の場合のセル確率

群	$x_1 = 0$			$x_1 = 1$			計
	$x_2 = 0$	$x_2 = 1$	$x_2 = 2$	$x_2 = 0$	$x_2 = 1$	$x_2 = 2$	
G_t	p_{t00}	p_{t01}	p_{t02}	p_{t10}	p_{t11}	p_{t12}	1
G_c	p_{c00}	p_{c01}	p_{c02}	p_{c10}	p_{c11}	p_{c12}	1

のデータは表 5.3 のように G_t 群と G_c 群のそれぞれ n_t 症例と n_c 症例を x_1 と x_2 がとる値の組合せによって分類した 2×6 表に記録できる．いいかえれば，観察追跡研究から得られるデータは表 5.4 で与えられたセル確率をもつ二つの多項（6 項）分布に従うデータである．

これに対して，傾向スコア $e(x) = P(S = t \mid u = x)$ が係るデータは，表 5.4 の各列の合計 $n_{00}, n_{01}, \ldots, n_{12}$ を与えて $S = t$ が何回起こったかを調査して得られるデータ，つまり 6 個の独立な二項分布から得られるデータである．条件付き確率 $P(S = t \mid u = (0,1))$ の推定値は，比率 n_{t01}/n_{01} であるが，条件付き確率 $P(u = (0,1) \mid S = t)$ の推定値は n_{t01}/n_t であって明らかに両者は異なる．

5.5.2　$e(x)$ の推定

A.　x がカテゴリカル変数の場合

x がカテゴリカル変数のとき，$e(x)$ の推定について考える．簡単のため $x = (x_1, x_2)$ が例 5.1 で与えられたカテゴリカル変数であるとする．x_2 のカテゴリーを，ダミー変数 x_{21}, x_{21} を用いて次のように表わす．

136   第 5 章　観察追跡研究の数学的基礎

$$(x_{21},\ x_{22}) = \begin{cases} (0,0) & x_2 = 0 \text{ のとき} \\ (1,0) & x_2 = 1 \text{ のとき} \\ (0,1) & x_2 = 2 \text{ のとき} \end{cases}$$

観察追跡研究のデータに忠実に考えると，表 5.3 は，G_t 群と G_c 群の二つの多項分布に従うデータであるから，G_t 群のセル確率と G_c 群のセル確率に対してロジスティックモデルを一般化した次のような二つのモデルを当てはめて解析するのが妥当である．ただし，$P(x_1, x_{21}, x_{22} \mid G_t) = P(u_1 = x_1, u_{21} = x_{21}, u_{22} = x_{22} \mid G_t)$ とする．

$$\log \frac{P(x_1, x_{21}, x_{22} \mid G_t)}{P(x_1 = 0, x_{21} = 0, x_{22} = 0 \mid G_t)} = \alpha_{t0} + \alpha_{t1} x_1 + \alpha_{t21} x_{21}$$
$$+ \alpha_{t22} x_{22}. \quad (5.25)$$
$$\log \frac{P(x_1, x_{21}, x_{22} \mid G_c)}{P(x_1 = 0, x_{21} = 0, x_{22} = 0 \mid G_c)} = \alpha_{c0} + \alpha_{c1} x_1 + \alpha_{c21} x_{21}$$
$$+ \alpha_{c22} x_{22}. \quad (5.26)$$

モデル (5.25) を G_t 群のデータに，モデル (5.26) を G_c 群のデータに適用して未知パラメータ α_{s1}，α_{s21}，α_{s22} の推定値を求める．推定値を $\hat{\alpha}_{s1}$，$\hat{\alpha}_{s21}$，$\hat{\alpha}_{s22}$ で表す $(s = t, c)$．

上では，観察追跡研究のデータに忠実なモデルを考えた．しかしデータの取られ方を無視して表 5.3 を，各列の合計を与えて $S = t$ が何回起こったかを調査して得られたデータとみなすことにする．つまり 6 個の独立な二項分布に従うデータとみなすのである．このデータに対応する確率は $P(S = t \mid u = x)$ である．このデータの解析には，次のロジスティックモデルを立てて解析するのが妥当である．

$$\log \frac{e(x)}{1 - e(x)} = \beta_0 + \beta_1 x_1 + \beta_{21} x_{21} + \beta_{22} x_{22}. \quad (5.27)$$

このとき得られる推定値を $\hat{\beta}_1, \hat{\beta}_{21}, \hat{\beta}_{22}$ で表すと，次の定理が成り立つ．

定理 5.9　傾向スコアのロジスティックモデル (5.27) から得られる未知パ

ラメータの推定値とモデル (5.25), (5.26) から得られる未知パラメータの推定値間に，次の関係式が成り立つ.

$$\hat{\beta}_1 = \hat{\alpha}_{t1} - \hat{\alpha}_{c1}, \quad \hat{\beta}_{21} = \hat{\alpha}_{t21} - \hat{\alpha}_{c21}, \quad \hat{\beta}_{22} = \hat{\alpha}_{t22} - \hat{\alpha}_{c22}.$$

証明.

$$\beta_1 = \alpha_{t1} - \alpha_{c1}, \quad \beta_{21} = \alpha_{t21} - \alpha_{c21}, \quad \beta_{22} = \alpha_{t22} - \alpha_{c22}$$

が成り立つことを示せばよい. $\beta_1 = \alpha_{t1} - \alpha_{c1}$ を示す. (5.27) 式より

$$
\begin{aligned}
&\beta_1 \\
&= \log \frac{P\big(S=t \mid u=(1,x_{21},x_{22})\big)}{P\big(S=c \mid u=(1,x_{21},x_{22})\big)} - \log \frac{P\big(S=t \mid u=(0,x_{21},x_{22})\big)}{P\big(S=c \mid u=(0,x_{21},x_{22})\big)} \\
&= \log \frac{P\big(S=t \mid u=(1,x_{21},x_{22})\big)}{P\big(S=c \mid u=(1,x_{21},x_{22})\big)} \frac{P\big(S=c \mid u=(0,x_{21},x_{22})\big)}{P\big(S=t \mid u=(0,x_{21},x_{22})\big)}.
\end{aligned}
$$

よって，オッズ比の時間不変性および (5.25) 式と (5.26) 式から

$$
\begin{aligned}
&\beta_1 \\
&= \log \frac{P\big(u=(1,x_{21},x_{22}) \mid S=t\big)}{P\big(u=(0,x_{21},x_{22}) \mid S=t\big)} \frac{P\big(u=(0,x_{21},x_{22}) \mid S=c\big)}{P\big(u=(1,x_{21},x_{22}) \mid S=c\big)} \\
&= \left(\log \frac{P\big(u=(1,x_{21},x_{22}) \mid S=t\big)}{P\big(u=(0,0,0) \mid S=t\big)} - \log \frac{P\big(u=(0,x_{21},x_{22}) \mid S=t\big)}{P\big(u=(0,0,0) \mid S=t\big)} \right) \\
&\quad - \left(\log \frac{P\big(u=(1,x_{21},x_{22}) \mid S=c\big)}{P\big(u=(0,0,0) \mid S=c\big)} - \log \frac{P\big(u=(0,x_{21},x_{22}) \mid S=c\big)}{P\big(u=(0,0,0) \mid S=c\big)} \right) \\
&= \alpha_{t1} - \alpha_{c1}.
\end{aligned}
$$

他の等号も同様にして示すことができる.

（定理 5.9 の証明終り）

定理 5.9 の意味

定理 5.9 から次のことが導かれる.

138 第 5 章 観察追跡研究の数学的基礎

- 観察追跡研究のデータの取られ方を忠実に反映させたモデル (5.25), (5.26) を表 5.3 のデータに適用して推定値 $\hat{\alpha}_{s1}, \hat{\alpha}_{s21}, \hat{\alpha}_{s22}$,$(s = t, c)$, を求めておけば傾向スコアの推定値は

$$\hat{e}(x) = \frac{V(x)}{1 + V(x)} \tag{5.28}$$

で与えられる. ただし

$$V(x) = \exp\bigg(\beta_0 + (\hat{\alpha}_{t1} - \hat{\alpha}_{c1})x_1 + (\hat{\alpha}_{t21} - \hat{\alpha}_{c21})x_{21} + (\hat{\alpha}_{t22} - \hat{\alpha}_{c22})x_{22}\bigg).$$

- 観察追跡研究のデータの取られ方を無視して表 5.3 のデータを, 各列の合計を与えて $S = t$ が何回起こったかを調査して得られたデータ, と強引にみなしてロジスティックモデル (5.27) を適用して得られた推定値 $\hat{\beta}_1, \hat{\beta}_{21},$ $\hat{\beta}_{22}$ を用いても, 傾向スコアの推定値は次式で与えられ, 前者と一致する.

$$\hat{e}(x) = \frac{\exp(\beta_0 + \hat{\beta}_1 x_1 + \hat{\beta}_{21} x_{21} + \hat{\beta}_{22} x_{22})}{1 + \exp(\beta_0 + \hat{\beta}_1 x_1 + \hat{\beta}_{21} x_{21} + \hat{\beta}_{22} x_{22})}. \tag{5.29}$$

- 後者の推定の方が手っ取り早く簡単である. $\hat{e}(x)$ には未知の定数 β_0 が含まれているが, 定数であるから層別の目的のためにはどんな値を与えてもよい. 後者の推定で得られた推定値 $\hat{\beta}_0$ を用いるのが最も簡単である.

B. x が連続型変数の場合

$x = (x_1, x_2)$ が連続型変数の時, 特に次の例 5.2 で与えられる x に対して $e(x)$ の推定を考える.

例 5.2 G_t 群の n_t 症例の u を観察して得られるデータを (x_{t1i}, x_{t2i}), $i = 1, 2, \ldots, n_t$, G_c 群の n_c 症例の u を観察して得られるデータを (x_{c1j}, x_{c2j}), $j = 1, 2, \ldots, n_c$ と表す. これらのデータから傾向スコア, つまり u を given したときの $S = t$ の確率を推定することについて考える. これらのデータは G_t, G_c を given したとき, つまり $S = t$, $S = c$ を given したときの u の実現値であって, u を given したときの S の実現値ではないことに再度注意

しておきたい.

簡単のため, 例 5.2 のデータがそれぞれ平均 (μ_{t1}, μ_{t2}), (μ_{c1}, μ_{c2}), 共通の分散共分散行列 Σ をもつ 2 次元正規分布の実現値であるとする. つまり

$$P(u = x \mid S = t) = \frac{1}{2\pi|\Sigma|^{1/2}} \exp\big((x - \mu_t)'\Sigma^{-1}(x - \mu_t)\big) \qquad (5.30)$$

$$P(u = x \mid S = c) = \frac{1}{2\pi|\Sigma|^{1/2}} \exp\big((x - \mu_c)'\Sigma^{-1}(x - \mu_c)\big) \qquad (5.31)$$

とする. ただし $x' = (x_1, x_2)$, $\mu_s' = (\mu_{s1}, \mu_{s2})$ $(s = t, c)$; また Σ^{-1} は Σ の逆行列である. また $'$ は行列 (ベクトル) の転置を表す.

条件付き確率の定義より

$$P(S = t \mid u = x) = \frac{P(S = t)}{P(u = x)} P(u = x \mid S = t), \qquad (5.32)$$

$$P(S = c \mid u = x) = \frac{P(S = c)}{P(u = x)} P(u = x \mid S = c). \qquad (5.33)$$

いま, 傾向スコアの定義より

$$\log \frac{e(x)}{1 - e(x)} = \log \frac{P(S = t \mid u = x)}{P(S = c \mid u = x)}$$

であるから (5.32), (5.33) 式を代入すると

$$\log \frac{e(x)}{1 - e(x)} = A + \log \frac{P(u = x \mid S = t)}{P(u = x \mid S = c)}$$

と表わすことができる. ただし, $A = \log P(S = t) - \log P(S = c)$ である. さらに, この式に (5.30) 式と (5.31) 式を代入すると

$$\log \frac{e(x)}{1 - e(x)} = \log \frac{P(S = t \mid u = x)}{P(S = c \mid u = x)} = A + B + (\mu_t - \mu_c)'\Sigma^{-1}x,$$

ただし,

$$B = \frac{1}{2}(\mu_t - \mu_c)'\Sigma^{-1}(\mu_t - \mu_c) - (\mu_t - \mu_c)'\Sigma^{-1}\mu_t.$$

A および B はデータに関係しないパラメータだけの関数であるから $\alpha_0 =$

140   第5章　観察追跡研究の数学的基礎

$A + B$ とおける. さらに

$$\alpha' = (\alpha_1, \alpha_2) = (\mu_t - \mu_c)'\Sigma^{-1}$$

とおくと

$$\log \frac{e(x)}{1 - e(x)} = \alpha_0 + \alpha_1 x_1 + \alpha_2 x_2 \tag{5.34}$$

と表すことができる. このことから, 次のことが分かる.

- 観察追跡研究を忠実に反映させたデータ (x_{t1i}, x_{t2i}), $i = 1, 2, \dots, n_t$; (x_{c1j}, x_{c2j}), $j = 1, 2, \dots, n_c$, に基づいて μ_t, μ_c, Σ の推定値 $\hat{\mu}_t, \hat{\mu}_c, \hat{\Sigma}$ を得ておき, 式

$$(\hat{\alpha}_1, \hat{\alpha}_2) = (\hat{\mu}_t - \hat{\mu}_c)'\hat{\Sigma}^{-1}$$

から $\hat{\alpha}_1$, $\hat{\alpha}_2$ を求めて (5.34) 式に代入すると傾向スコアの推定値 $\hat{e}(x)$ を求めることができる.

- しかし, 観察追跡研究から得られたデータをデータの取られ方を無視して S を目的変数 u を説明変数と強引にみなしてロジスティックモデル (5.34) を適用して $\hat{\alpha}_1$, $\hat{\alpha}_2$ 求めておき (5.34) 式に代入すると傾向スコアの推定値 $\hat{e}(x)$ を得ることができ, しかもその推定値は観察追跡研究を忠実に反映させたデータから求めた推定値と一致する.

C. 一般の場合

上で離散型と連続型のいずれの場合にも観察追跡研究から得られたデータをデータの取られ方を無視してロジスティックモデル (5.34) を用いて α_0, α_1, α_2 の推定量を求めると傾向スコア $e(x)$ の推定ができることを示した. このことは, 離散型と連続型の変数が混じった一般の場合にも成り立つ.

しかしながら, 上の単純なロジスティックモデルは強い仮定の下で導かれていることに注意する必要がある. 例えば例 5.2 の場合 G_t 群と G_c 群の u が同一の分散共分散行列をもつ正規分布に従うという強い仮定の下で導かれて

いる．異なる分散共分散行列をもつ正規分布に従う場合に上と同様の計算をすると

$$\log \frac{e(x)}{1 - e(x)} = \alpha_0 + \alpha_1 x_1 + \alpha_2 x_2 + \gamma_1 x_1^2 + \gamma_2 x_2^2 + \gamma_3 x_1 x_2.$$

となる．このモデルには x_1, x_2 の 2 次の項が含まれており，上の単純なロジスティックモデル (5.34) とは一致しない．さらに正規分布が仮定できない場合などにも一致しない．

　医療，医学の分野のデータで厳密な意味で正規分布に従うデータなど滅多にない．ロジスティックモデルは特定の分布の仮定を必要としないことからロジスティックモデルを用いる推測の方が医療，医学の分野のデータに向いている．ただし，傾向スコアの正しい推定を行うためには，非線形項や交互作用項をもつ複雑なロジスティックモデルから始めて AIC などの変数選択技法を適用しながら適正なモデルを選択しバイアスがない推定を行うように工夫する必要がある．

5.6　傾向スコアの適用

　本節では，傾向スコアの適用手順だけを紹介し，具体的な問題への適用は次章で与える．

5.6.1　適用手順の概略

1. 傾向スコアを推定する．推定に当たって，多くの変数の中でどの変数を説明変数としてロジスティックモデルに取り入れるかが頭を悩ますポイントである．

2. 求めた傾向スコアの推定関数 $\hat{e}(x)$ に G_t 群，および G_c 群の個体のデータを投入してすべての個体について傾向スコアの値を求めておく．

3. G_t 群の個体数が比較的大きいときの層の個数の目安は 5 個程度である．G_t 群に属する各個体の $\hat{e}(x)$ 値を小さい方から大きさの順番にならべ，

142   第 5 章　観察追跡研究の数学的基礎

小さい方から 20%，40%，60%，80% のところで区切って 5 つの層を作る．もし，$e(x)$ が正しく推定されておればもっと多くの層に層別する方が $g_t(u)$ と $g_c(u)$ 釣合いが良くなり交絡因子の影響がより良く調整できるが，他方 $e(x)$ は正しく推定されているとは限らない．もし正しく推定されていなければ，$e(x)$ の値に基づいて層の個数を増やすのは逆効果で，実用上は 5 個くらいが妥当である．

4. G_t 群の個体数があまり多くないときは 25%，75% のところで区切って 3 個の層，あるいは 2 個の層に甘んじるほかない．

5. G_t 群，G_c 群の個体を上で作った層に層別する．この結果，データは表 5.5 の様な表に整理される．

6. 解析に使用するロジスティックモデルを設定する．

　例えば，表 5.5 のような枠組みの表にまとめられるデータの解析に使用するロジスティックモデルは，次のように設定する．

- 層を表わすダミー変数 $Z = (Z_1, Z_2, Z_3, Z_4)$ を表 5.6 の様に導入する．
- 解析モデルを簡潔に表わすため，$S = t$，$S = c$ をそれぞれ $J = 1$，$J = 0$ と表し，対応する Y_S の添え字も J に変えておく．次のロジスティックモデルを解析に適用する ($j = 0, 1$)．

$$\log \frac{P(Y_J = 1 \mid J = j, \ Z)}{P(Y_J = 0 \mid J = j, \ Z)} = \alpha_0 + \alpha_j + \beta_1 Z_1 + \beta_2 Z_2 + \beta_3 Z_3 + \beta_4 Z_4.$$

- G_t 群と G_c 群に有意な差があるかどうかの仮説は

$$H_0 : \alpha_1 = 0 \quad vs. \quad H_1 : \alpha_1 \neq 0$$

で与えられ，この仮説を検定した結果の p 値は，上のロジスティックモデルを表 5.5 のデータに当てはめたときの α_1 の右側に出てくるアウトプットの中にある．また，G_t 群の G_c 群に対するイベント発現のオッズ比は $\exp(\hat{\alpha}_1)$ で与えられる．ただし，$\hat{\alpha}_1$ は α_1 の推定値である．

表 **5.5** 傾向スコアでマッチさせた G_t 群と G_c 群のデータ

$J\ (S)$	層 1 (0-19)	層 2 (20-39)	層 3 (40-59)	層 4 (60-79)	層 5 (80-100)
$J = 1\ (S = t)$					
$J = 0\ (S = c)$					

表 **5.6** ダミー変数の定義

	Z_1	Z_2	Z_3	Z_4
層 1	0	0	0	0
層 2	1	0	0	0
層 3	0	1	0	0
層 4	0	0	1	0
層 5	0	0	0	1

5.7　第5章のエピローグ

傾向スコアを用いる観察データの解析は，近年爆発的に増加している．うたい文句は，傾向スコアを用いるとランダム化追跡研究の評価指標であるリスク差，あるいは有効率の差の不偏推定を観察追跡研究によって実現できる，である．夢のような話である．本当であろうか．

本章では，Rosenbaum-Rubin 論文を紹介し，割付けが「強意の無視可能性」を満たさなければ，その妥当性が確保されないこと，にもかかわらずこの条件は検証できない絵に描いた餅にすぎないことを明らかにした．

さらに，傾向スコアの信奉者の中には傾向スコアは，交絡因子の影響をブロックするツールであると信じている研究者も結構多い．本章では，Rosenbaum-Rubin 理論からは交絡という概念が出てこないことも明らかにした．

観察追跡研究の妥当性を支える，Rosenbaum-Rubin の理論に代わる新しい理論が必要である．本章の後半では，評価指標をオッズ比に切り替え，また不偏推定を一致推定に切り替えて，観察追跡研究の妥当性を支える理論を紹介した．この理論のキー（鍵）は，オッズ比の層間安定性である．オッズ比の層間安定性は，絵に描いた餅ではなく多くの観察データで成り立っている．

144   第 5 章　観察追跡研究の数学的基礎

層別に利用する変数は，必ずしも傾向スコアでなくてもよいが，傾向スコア
を用いてもよい．ポイントはオッズ比の層間安定性が満たされる層別ができ
ているか否かである．観察追跡研究のデータは，多変量ロジスティックモデ
ルで解析されることが多いが，本章で紹介したオッズ比を用いる理論はロジ
スティックモデルによる解析に適している．さらに，オッズ比を評価指標に
すると交絡の概念が，従来疫学などで重視されてきた「交絡」と結びつくこ
とを明らかにした．

　「交絡因子」は，概念として評価指標には関係しない．すなわち，リスク
差を用いる場合とオッズ比を用いる場合で交絡因子が変わるのは許されない，
という立場の研究者もいる．その典型が Rosenbaum-Rubin である．彼らの
理論から交絡が消えているのは，バイアスがない推定量，すなわち不偏推定
量に視点を置いたことの自然な帰結である．交絡は，バイアスを生むからで
ある．しかしながら，バイアスがない（不偏性）という笠の下で，例えば選
択バイアスと交絡を区別なくとらえるのはいかがなものであろうか．統計の
世界は，伝統的に不偏性と関連性という独立した二つの考え方を駆使して数
多くの豊かな世界を育んできた．選択バイアスは不偏性，交絡は関連性の系
譜と考える方が有意義であろう．

第6章 観察追跡研究

前章までは，追跡研究の枠組みで基本的事項，評価指標，原理等を解説した．観察研究は，追跡研究以外にも，断面的研究，患者-対照研究など様々な研究形式がある．本章以降では，データ解析に焦点を当ててこれらの研究形式を紹介する．本章では，実際に行われている具体的な追跡研究の紹介を行う．

6.1　はじめに

追跡研究の中に**コホート研究** (cohort study) とよばれる研究がある．コホートとよぶあるリスク集団を長期間にわたって追跡調査し，どのような特徴をもった人がどのような疾患を発症しやすいかの調査を目的とする研究である．なお，「コホート」はローマ時代に軍団の単位を表すために使われた用語である．

わが国で実施されている世界的に有名なコホート研究として，放射線影響研究所が 60 年以上継続して行っている原爆被ばく者の寿命調査（死因調査）がある [1]．原爆の放射線を被ばくした被爆者（94,000 人）と非被爆者（27,000人）を継続的に調査することによって被ばくと疾患発症の関連性が調べられている．この研究が明らかにした被ばく放射線量と固形がん死亡率との関連性は原子放射線の影響に関する国連科学委員会 (UNSCARE) で検討され，国際放射線防御委員会 (ICRP) で放射線被ばくの安全性基準設定に利用されている．この基準は福島第一原子力発電所から放出された放射線の安全性基準にも適用されている．この研究で設定されたコホートは，原爆の放射線を被ばくした被爆者 （94,000 人）と非被爆者（27,000 人）からなる集団である．

---

[1] http://www.rerf.or.jp/index_j.html

146   第 6 章　観察追跡研究

　もう一つの世界的に有名なコホート研究に久山町研究がある [2]．この研究は，福岡県粕谷郡久山町（人口約 7,000 人）の 40 歳以上の住民を対象に 50 年以上にわたって生活習慣や疾患の発生を継続的に調査して，生活習慣と疾患の関連性に関して多くの輝かしい成果を上げている．このコホートは，当初は脳卒中に関する医学的仮説を検証する目的で設定され，久山町に居住する 40 歳以上の地域住民からスタートしたが，近年は追跡調査する過程の中で挙がってきた医学的仮説を，その都度リスク母集団と対照群を設定し直して検証するという形式で研究が行われている．なお，50 年以上追跡する過程では食習慣をはじめとする生活習慣が激変したため，その影響を最小化する目的で時代で切り新しく 40 歳以上となった住民を加えたいくつかの部分コホート (sub-cohort) が設置され研究が行われている．

　コホート研究で対象とされる疾患の新発生率は大きくない．したがって，大規模なコホートを設定して長期間追跡しなければ十分な数のイベントが得られない．時間とお金がかかる研究である．大多数の医療，医学分野の研究者にとって，このような大規模な観察追跡研究を行う機会は滅多にないであろう．しかしながら，観察追跡研究といっても，現在から未来に向けて前向きの追跡だけに限られるわけではない．例えば，乳がんの再発の研究では 5 年前にさかのぼって乳がんの手術を受けた患者のカルテを精査し現在までに再発が何件あったか，それは術後何年であったか，再発ありの患者となしの患者で術後の治療法が異なっていたのかなどを調べる研究が行われる．このような研究も，現在を起点とする追跡調査ではないが，時間を追ってイベントの発生を調べるという点では観察追跡研究の一つである．

　本章では，まず乳がん再発の研究を例に挙げこれまでの章で紹介した種々の概念をデータ解析的に読み解く．次に久山町研究から生まれた新しいデータの解析方法を紹介する．

---

[2] http://www.med.kyushu-u.ac.jp/intmed2/naiyou/hisayama.htm

表 **6.1** データの概要

変数名	ラベル	コード
id	患者 ID	
age	年齢（年）	
Surv-time	再発時間（年）	
recur	再発インデックス	0=再発無，1=再発有
grade	核異形度	1=グレード 1，2="グレード 2，3=グレード 3
menopose	閉経	0=閉経前，1=閉経後
lymph	リンパ節転移	0=リンパ節転移なし，1=リンパ節転移 1〜3 個， 2=リンパ節転移 4 個以上
comedo	COMEDO	0= (-)，1= (＋)
ly-v	LY-V	0= (-)，1= (＋)
f-history	乳癌家族歴	0=無，1=有
stage	進行度	0=DCIS，1=Stage I，2=Stage II，3=Stage III
treat	治療法	0=内分泌療法単独（ET）， 1=化学療法併用（ET+CT）

6.2 乳がん再発の研究

本シリーズ第 4 巻『医療・臨床データチュートリアル』（以下『データチュートリアル』と略記）第 7 章で解析方法を紹介した乳がんの再発データ[3]に，前章で紹介した傾向スコアを適用する解析を行う．併せて『データチュートリアル』の解析方法で得た結果と割りつけ傾向スコアを適用して得た結果を比較し，傾向スコアの挙動やその限界を明らかにする．

6.2.1 データの概要

Satoh ら[4]は，ある地区の中核病院の 4 年間のカルテを精査して乳がん手術を受けた患者を抽出し，さらに抽出された患者の中で St. Gallen 治療指針の治療指針に合致せずホルモンレセプター陽性 (HR+)，かつ Human Epidermal

---

[3] 久留米病院医師　佐藤郷子先生提供.

[4] Kyoko Satoh, Maki Tanaka, Ayako Yano, Jiang Ying and Tatsuyuki Kakuma: Treatment when prognostic factors do not match St. Gallen recommendations: profiling of prognostic factors among HR(+) and HER2(-) breast cancer patients, *World Journal of Surgery*, DOI 10,1007/s00268-012-1881-9, 11 December 2012.

148   第6章 観察追跡研究

Growth Factor Type 2 陰性 (HER2(-)) であった患者338例を対象にして当
該病院で行われた治療方法の比較を行った. データベースに収められたデータ
は, 表6.1 に見られるように338例の患者の年齢 (age), 再発時間 (surv-time),
再発インデックス (recur), 核異形度 (grade), 閉経 (menopose), リンパ節転
移 (lymph), COMEDO (comedo), LY-V (ly-v), 乳がん家族歴 (f-history),
進行度 (stage), 治療 (treat) である. 治療 (treat) は ET（内分泌療法単独）
と ET+CT（化学療法併用）の二つに大きく分類し直されている.『データ
チュートリアル』第7章では, 再発時間を評価項目とする解析法が解説され
ているが, 本節では, 再発（あり, なし）を評価項目として, ET 治療患者を
G_c 群, ET+CT 治療群を G_t 群 として傾向スコアで背景因子を調整する方
法で解析する.

6.2.2 傾向スコアの推定

　前節で与えた手順に従って傾向スコアを推定する. 推定に当たって, 多く
の変数の中でどの変数を説明変数としてロジスティックモデルに取り入れる
かが問題となる. すなわち

- 総ての変数をロジスティックモデルに取り入れることを推奨する研究者が
  いる.
- 他方, 関連性が強い複数の変数を取り入れると（**多重共線性**とよばれる現
  象によって）不安定な推定値が得られるので, なるべく関連性が弱い変数
  を用いて推定すべきである, という研究者もいる.
- もっと極端に, 有意な項だけを取り入れればよい, と主張する研究者もいる.

乳がん再発データを解析しながら, これらの見解のうちいずれが良いのかに
ついて考察する.

A. 説明変数と目的変数

　このデータはイベント数が極めて小さい（29例）上, 背景因子 (age, grade,
lymph, comedo, ly-v, f-history, stage) の中に欠測値がある. 欠測値に対
して種々の補間法が開発されているが, この解析では欠測値の補間は行わな

いものとする。このとき、欠測値をもつ患者を除外して解析を行う場合と、欠測をもつ因子を除外して解析を行う場合が考えられるが、ここでは後者で解析を行う。前者では、イベントを起こした患者が除外され、ただでさえ少ないイベントがさらに少なくなるからである。この結果、説明変数の候補は age, menopose, lymph, f-history, stage の5項目となる。以下ではこれら5項目を説明変数、treat を目的変数とするロジスティックモデルについて考える。なお、この5項目の中にも欠測値をもつものがあった。これに対しては患者を除外した。結局、最終的に解析対象となった患者数は335例である。

B. 5変数をすべて用いる場合

まず、5変数をすべて用いて傾向スコアを推定する。lymph および stage はカテゴリカル変数であるため、次のようなダミー変数を導入しておく。

$$(lz_1,\ lz_2) = \begin{cases} (0,0) & \text{lymph} = 0 \text{ のとき,} \\ (1,0) & \text{lymph} = 1 \text{ のとき,} \\ (0,1) & \text{lymph} = 2 \text{ のとき.} \end{cases}$$

$$(sz_1,\ sz_2) = \begin{cases} (0,0) & \text{stage} = 0 \text{ または } 1 \text{ のとき,} \\ (1,0) & \text{stage} = 2 \text{ のとき,} \\ (0,1) & \text{stage} = 3 \text{ のとき.} \end{cases}$$

解析に適用するロジスティックモデルは、次のとおりである。使用した統計ソフトは JMP である。

$$\log \frac{e(x)}{1 - e(x)} = \beta_0 + \beta_1 \text{ age} + \beta_2 \text{ menopose} + \beta_3\ lz_1 + \beta_4\ lz_2 \qquad (6.1)$$
$$+ \beta_5\ sz_1 + \beta_6\ sz_2 + \beta_7 \text{ f-history}.$$

C. 説明変数の選択

推定結果を表 6.2 に与えた。表より、f-history は p 値が極めて大きい ($p = 0.957$)。また、f-history の回帰係数の推定値 (0.044) も他の回帰係数の推定値と比べると極めて小さい。したがって、f-history をモデルに入れても入れなくても傾向スコアの推定には、ほとんど影響しないことが分かる。

150   第 6 章　観察追跡研究

表 **6.2**　傾向スコアの推定

*: 5%有意

項	推定値	標準誤差	カイ 2 乗	p 値
切片 [0]	-1.721	1.124	2.35	0.126
age	0.102	0.026	15.84	$<0.0001^*$
menopose[1-0]	-1.172	0.596	3.87	0.049^*
lz_1[1-0]	-4.537	0.476	90.98	$< 0.0001^*$
lz_2[1-0]	-3.870	0.621	38.85	$<0.0001^*$
sz_1[1-0]	-0.895	0.434	4.24	0.039^*
sz_2[1-0]	0.844	0.658	1.65	0.200
f-history[1-0]	-0.044	0.814	0.00	0.957

　表6.2より，次に p 値が大きいのは sz_2 である（p 値=0.2）．推定値は (0.844) は比較的大きいのでこれを外すかモデルに取り入れるかによって傾向スコアの推定値はかなり変化する．しかし，この例では以下のように二つの層に大雑把に層別するとその影響は微小となりモデルから外しても，取り入れても層別にはほとんど影響が出ない．一般的な指針はないが，筆者は経験的に p 値 > 0.3 の変数は，モデルに加えるか加えないかで結果に影響がないことから，p 値 < 0.3 の変数を用いて傾向スコアを推定することを推奨している．もちろん，すべての変数を説明変数として用いても，結果はほとんど変わらない．

　強い関連性をもつ複数の説明変数がある場合，多重共線性のため推定値が求まらない場合が生じる．しかし，このような極端な場合を除けば，関連性が強ければ確かに推定値は不安定，つまり推定値の分散は大きくなるが，推定値そのものはほとんど変わらない．傾向スコアの推定は推定値を代入した予測値モデルを利用するので，かなり相関が強い複数の変数が説明変数としてモデルに含まれていても，心配する必要はない．

　以上まとめると，傾向スコアの推定には，すべての背景因子をロジスティックモデルに加えてもよい．また，p 値 < 0.3 の変数だけを加えても良い．どちらから得られる結果も，実質的にはほとんど変わらないからである．

表 **6.3**　傾向スコアの再推定

*: 5%有意

項	推定値	標準誤差	カイ 2 乗	p 値
切片 [0]	-1.514	1.085	1.95	0.163
age	0.095	0.024	15.16	$<0.0001^*$
menopose[1-0]	-0.998	0.596	3.08	0.079
lz$_1$[1-0]	-4.367	0.455	92.30	$< 0.0001^*$
lz$_2$[1-0]	-3.762	0.605	38.60	$<0.0001^*$
sz$_1$[1-0]	-1.008	0.421	5.72	0.017^*
sz$_2$	0.677	0.639	1.12	0.290

D.　傾向スコアの推定

　乳がん再発データに話を戻す. f-history は有意でなかった ($p = 0.957$). 上では，この変数をモデルに加えても，加えなくても傾向スコアの推定値は実質的に変わらないことを指摘したが，別の視点からも考えてみる必要がある. つまり，f-history は医学的に乳がんの再発リスク因子として知られているが，この研究でも再発リスク因子であることが示されるのか，もし再発のリスク因子ならそのリスクはどの程度か知りたいという視点である. この問いに答えるためには，f-history を傾向スコアの説明変数に加えてはならない.

　表 6.2 の 5 個の説明変数から f-history を外して傾向スコアを再推定した. 再推定の結果を表 6.3 に与えた. 表より傾向スコアの推定式は，次のように与えられる.

$$\hat{e}(x) = \frac{e^A}{1 + e^A}, \tag{6.2}$$

ただし

$$A = -1.514 + 0.095\text{age} - 0.998\text{menopose}$$
$$- 4.367\text{lz}_1 - 3.762\text{lz}_2 - 1.008\text{sz}_1 + 0.677\text{sz}_2. \tag{6.3}$$

E.　傾向スコアの分布

　各患者の age, menopose, lz$_1$, lz$_2$, sz$_1$, lz$_1$2 の値を (6.7) 式に代入して

G_t 群, G_c 群それぞれの患者の傾向スコアの値を求めた. 図 6.1 に, 患者群ごとの傾向スコアの分布を与えた. 図は, G_t 群と G_c 群で分布が二分されていること, つまり傾向スコアは G_t 群では小さな値をとる傾向が強いのに対して, G_c 群では大きな値をとる傾向が強いことを示している.

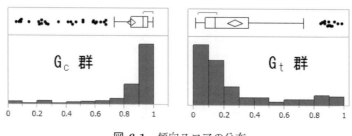

図 **6.1** 傾向スコアの分布

目的は, イベント発生率の両群比較である. 両群の背景因子の分布が大きく異なっていれば比較の結果はその影響を受け妥当性を失う. したがって, 背景因子の分布の相違を両群で調整した上で比較することが重要である. このとき, 背景因子がたくさんあると, その調整が難しい.

そのような状況の中で, 図 6.1 は傾向スコアが両群の背景因子の不均衡 (inbalance) を見事に集約する優れモノであることを示唆している. いいかえると, 傾向スコアで層化釣合せを行えば, 両群の患者の背景因子がバランスされて両群比較の妥当性が担保されるということである.

F. 傾向スコアによる層別

データの個数, 特にイベント数 (29 個) が小さいので, 図 6.1 より, 傾向スコア $\hat{e}(x) \leq 0.5$ と $\hat{e}(x) > 0.5$ の 2 個の層に層別する. 表 6.4 に, 全データ (337 症例) を傾向スコアで層別した結果を与えた.

6.2 乳がん再発の研究 **153**

表 **6.4** 傾向スコアによる全症例の層別

	$\hat{e}(x) \leq 0.5$			$\hat{e}(x) > 0.5$		
	イベント			イベント		
	なし	あり	計	なし	あり	計
G_c 群	13	5	18	185	11	196
G_t 群	86	12	98	22	1	23

表 **6.5** 層化釣合せを行ったときの表 6.4 のデータ

	$\hat{e}(x) \leq 0.5$			$\hat{e}(x) > 0.5$		
	イベント			イベント		
	なし	あり	計	なし	あり	計
G_c 群	13	5	18	20	3	23
G_t 群	17	1	18	22	1	23

6.2.3 データの解析

A. 層化釣合せに基づく解析

A1. 傾向スコアによる層化釣合せ

前節で解説した層化釣合せを忠実に実行する. 傾向スコアで層化釣合せを行うためには, 表 6.4 より, $\hat{e}(x) \leq 0.5$ の層では G_t 群の 98 例の中からランダムに 18 例を抽出し G_c 群の症例数と一致させ, 同様に $\hat{e}(x) > 0.5$ の層では G_c 群の 196 例の中からランダムに 23 例を抽出し G_t 群の症例数と一致させる必要がある. 表 6.5 は, この様にして層化釣合せを行ったときのデータである.

A2. 層化釣合せデータの解析

家族歴 (f-history) は, 傾向スコアの推定では有意でなく除外したが, 乳がん再発のリスク因子として知られている. 傾向スコアで層化釣合せをしたデータを

　　　目的変数：イベント（あり, なし）
　　　説明変数：treat, 層, f-history
としてロジスティック回帰分析を行う.

154   第 6 章   観察追跡研究

表 **6.6**   層化釣合せデータに対する乳がん再発データの解析

*: 5%有意

項	推定値	標準誤差	カイ 2 乗	p 値
切片	−1.107	0.554	4.00	0.045*
treat[1-0]	−0.934	0.824	1.28	0.257
z[1-0]	−1.78	1.166	2.32	0.128
f-history[1-0]	1.160	0.977	1.41	0.235
treat[1-0]*z[1-0]]	0.644	1.679	0.15	0.701

まず，層を表すダミー変数 z を，次のように定義する．

$$z = \begin{cases} 0 & \hat{e}(x) \leq 0.5 \text{ の層,} \\ 1 & \hat{e}(x) > 0.5 \text{ の層.} \end{cases}$$

次に，ロジスティックモデルを適用する．

$$\log \frac{P(\text{イベントあり} |x)}{P(\text{イベントなし} |x)} = \beta_0 + \beta_1 \text{ treat} + \beta_2 \ z + \beta_3 \text{ f-history}$$
$$+ \gamma \text{ treat} * z. \quad (6.4)$$

各層のオッズ比が均一であるか否かを吟味するため，上のモデルでは交互作用項 treat*z を考慮している．すなわち，交互作用項が有意でなけれ，表 6.5 の二つの層のオッズ比は均一とみなすことができ，命題 3.6 の条件 (1*) が検証できる．なお，交互作用項として treat*f-history も考慮したかったが該当する症例数が少なく推定値が不安定になるため考慮できなかった．

A3. 解析結果

結果を表 6.6 に与えた．表より，treat*z の p 値は大きかった (p =0.70)．したがって，表 6.5 の二つの層のオッズ比は均一とみなして，上のモデルから交互作用項 treat*z を除外して再解析を行った．再解析の結果を表 6.7 に与えた．表より，層および f-history で調整したときの treat の共通オッズ比の推定値および p 値は，次で与えられる．

$$\text{共通オッズ比} = \exp(-0.782) = 0.457, \qquad p \text{ 値} = 0.275$$

共通オッズ比の推定値が 1 より小さいため，化学療法との併用は免疫療法単

表 **6.7** 層化釣合せデータに対する乳がん再発データの再解析

*: 5%有意

項	推定値	標準誤差	カイ2乗	p値
切片	−1.176	0.533	4.87	0.027*
treat[1-0]	−0.782	0.717	1.19	0.275
z[1-0]	−1.489	0.838	3.15	0.076
f-history[1-0]	1.176	0.975	1.46	0.228

独より再発予防の成績が良くみえるが,有意ではなかった (p=0.275).

A4. 解析法の批判的吟味

以上は,前節で解説した層化釣合せ法を忠実に実行した解析である.推定されたオッズ比の値は,定理 5.6 より近似的に共通オッズ比の一致推定値である.しかしながら,この方法には,次の重要な問題点がある.

● 層化釣合せを行うことによって,せっかく集めたデータが一部しか利用されない.

具体的にいえば,医師は 4 年間のカルテを精査して表 6.4 のデータを集めた.この苦労は並大抵のものではない.にも関わらず層化釣合せを行うと解析対象となるデータは表 6.5 に見られるように合計 82 例である.集めた患者の約 76%が解析に利用されない.医師にとって到底受け入れがたい.

B. 共通オッズ比に基づく解析

解析結果の再現性は「期待できそうである」という程度に甘んじて両群の比較可能性だけを重視して共通オッズ比に基づく解析を行うことにする.前節で解説したように,この方法はすべての症例,すなわち表 6.4 を利用する解析である.

B1. オッズ比の均一性

傾向スコアで層別された全症例の表(表 6.4)より各層のオッズ比は,次のように算出される.

156   第 6 章　観察追跡研究

表 **6.8**　全症例を使用した乳がん再発データの解析結果

*: 5%有意

項	推定値	標準誤差	カイ 2 乗	p 値
切片	-1.212	0.514	5.56	0.018*
treat[1-0]	-0.769	0.567	1.84	0.175
z[1-0]	-1.660	0.567	8.57	0.003*
f-history[1-0]	1.149	0.626	3.36	0.067

$\hat{e}(x) \leq 0.5$ の層: $\psi_1 = \frac{86 \times 5}{13 \times 12} = 2.76$,

$e(x) > 0.5$ の層：$\psi_0 = \frac{11 \times 12}{185 \times 1} = 1.31$.

このオッズ比が均一かどうかの判定は Breslow-Day 検定で行うことができるが，以下でロジスティックモデルの枠組みで交互作用項の検定として行うので省略する．ここでは均一と見なして共通オッズ比に基づく解析に話を進める．

B2. データの解析

表 6.4 で与えられた乳がん再発データについて

　　　　目的変数：イベント（あり，なし）

　　　　説明変数：treat，層，f-history

としてロジスティック回帰分析を行う．適用したロジスティックモデルは，(6.4) 式から交互作用項を除外したモデルである．交互作用項を除外したため，このモデルは層間オッズ比の均一性を仮定したモデルとなっている．解析結果を表 6.8 に与えた．表より

共通オッズ比の推定値 $= \exp(-0.769) = 0.463$,　　　p 値 $= 0.175$

であることが分かる．上で与えた層化釣合せを行ったデータに対するオッズ比の値 (0.457) と実質的同じ推定値が得られていること，全症例を利用したため p 値がかなり小さくなった (0.275→ 0.175) ことが分かる．さらに，z[1-0] の係数から第 2 の層の第 1 の層に対するオッズ比は，$\exp(-1.66) = 0.19$. つまり，傾向スコアの推定値 ≤ 0.5 の患者は推定値 >0.5 の患者に比べて約 5 倍 (=1/0.19) 再発が起こってること（p 値=0.003），さらに家族歴がある患者はない患者に比べて約 3 倍 ($= \exp(1.149)$) 再発が起こっていることも分かる

表 **6.9** lymph と stage データの要約

	lymph=0		lymph ≥ 1		
	stage=1	stage ≥ 2	stage=1	stage ≥ 2	計
event なし	111	88	17	93	309
event あり	1	6	0	22	29
total	112	94	17	115	338

(p 値=0.067).

6.3 傾向スコアが有効であるとは限らない

　全症例を使用した解析でも，若干 p 値が小さくなったとはいえ treat は有意ではない (p 値=0.175)．『データチュートリアル』第 7 章では，再発までの時間を目的変数として Cox 比例ハザードモデルによる解析が行われ treat が有意であることが示されている．

　これはどうしたことか．

1. 目的変数が再発までの時間からイベント（あり，なし）に変わったためなのか，

2. それとも傾向スコアを用いて層別したためなのか．

6.3.1 第一の問

　まず第一の問について検討する．目的変数をイベント（あり，なし）に変更し『データチュートリアル』第 7 章で構成したのと同じ層別の方法を用いて解析する．

A. 『データチュートリアル』で構成された層

　まず『データチュートリアル』の層の構成の仕方を復習しておきたい．『データチュートリアル』では，欠測値や単回帰分析の結果などを吟味してリンパ節転移 (lymph) とがんの進行度 (stage) だけを背景因子としてとり上げてあ

158   第 6 章 観察追跡研究

る．これら 2 因子とイベントに関するデータの要約を表 6.9 に与えた．表より
lymph≥ 1 かつ stage ≥ 2 の層以外の層では合計 7 個のイベントしか起きて
いない．このことから『データチュートリアル』では，lymph と stage を二
つの層に集約して二つの層

$$
\begin{cases}
層 1: & z = 1 \quad lymph \geq 1 \text{ かつ } stage \geq 2 \\
層 0: & z = 0 \quad \text{その他}
\end{cases}
$$

が作成されている．

B. ロジスティックモデル

目的変数をイベント（あり，なし）とし (6.4) 式から交互作用項を除外した
モデルを用いてロジスティック回帰分析を行う．すなわち

$$
\log \frac{P(\text{イベントあり} \,|x)}{P(\text{イベントなし} \,|x)} = \beta_0 + \beta_1 \, \text{treat} + \beta_2 \, z + \beta_3 \, \text{f-history}
$$

(6.5)

を用いて解析を行う．このモデルから推定した β_1 の推定量は z と f-history
で調整した時の対数共通オッズ比の推定量である．

C. 解析結果

解析結果を表 6.10 に与えた．表より treat は有意で，化学療法併用の免疫
療法単独に対する再発のオッズ比は，次で与えられる．つまり，『データチュー
トリアル』で与えられた層別で評価すると treat は有意となる．

$$
\text{オッズ比} = \exp(-1.142) = 0.319, \qquad p \text{ 値} = 0.023.
$$

注意 3.6 読者の中には，上の傾向スコアの構成は四つの因子 age, meno-
pose, lz_1, lz_2, sz_1, αsz_2 を用いた．しかし，lymph と stage にしぼって構成
すると傾向スコアを用いて層別しても有意になるのではないか．もしそうな
ら，傾向スコアの問題点は，どの変数を用いて構成するかというだけではない

表 6.10 『データチュートリアル』の層別を用いたときの乳がん再発データの解析

*: 5%有意

項	推定値	標準誤差	カイ2乗	p値
切片	−3.383	0.404	70.25	< 0.0001*
treat[1-0]	−1.142	0.502	5.16	0.023
層 [1-0]	2.680	0.557	23.14	< 0.0001*
f-history[1-0]	1.279	0.672	3.62	0.057

表 6.11 lymph と stage で構成した新傾向スコアで層別して解析した結果

*: 5%有意

項	推定値	標準誤差	カイ2乗	p値
切片	−1.336	0.495	7.29	0.0069*
treat[1-0]	−0.680	0.555	1.50	0.221
層 [1-0]	−1.553	0.560	7.70	0.006*
f-history[1-0]	1.292	0.623	4.30	0.038*

か，という疑問をもつ人がいるかもしれない．この疑問に答えるため lymph と stage だけを用いて構成する，つまり lz_1, lz_2, sz_1, αsz_2 を用いて構成する．構成した新たな傾向スコアの分布を図 6.2 に与えた．図より，図 6.1 と同様に，新たな傾向スコアも treat=0 の群と Treat=1 の群の割付けの相違をよく反映していることが分かる．解析結果を表 6.11 に与えた．表より treat は有意ではない ($p=0.22$).

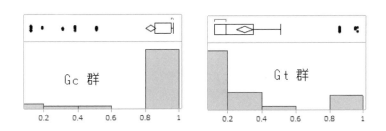

図 6.2 lymph と stage だけで構成された傾向スコアの分布

160　第 6 章　観察追跡研究

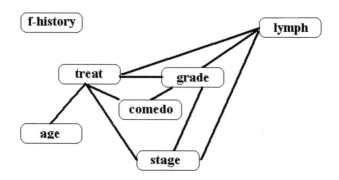

図 6.3　age, comedo, grade, lymph, f-history, stage と treat の関連図

6.3.2　傾向スコアの限界

『データチュートリアル』の層別では有意になった．しかし，傾向スコアを用いる層別では有意ではなかった．これをもって，傾向スコアによる層別の限界であるといえるか．

もちろん，否である．比較結果が，とにかく有意になったから嬉しい，では困る．医学的に意味ある再現性をもつ結果が得られてはじめて嬉しいのである．傾向スコアによる層別のどこがまずかったのか，考えてみよう．

原点にもどって 4 章のグラフィカルモデリング技法を適用して age, comedo, grade, lymph, f-history, stage の 6 項目と treat の関連図を描いてみよう．関連図を図 6.3 に与えた[5]．図は，f-history を除く 5 項目がいずれも treat と有意な関連性をもっていることを表している．これらの項目はいずれも医学的に知られた乳がん再発のリスク因子である．さらに，Satou らの研究で対象とされた患者は乳がん手術患者の術後治療方針を定めた St. Gallen 治療指針に合致しなかった患者である．医師に治療法の選択がまかされている．ということは，図 8-23A は医師が患者の病状，つまり age, comedo, grade, lymph, stage をみて治療法を選択したことを強く示唆する．

---
[5] 『データチュートリアル』p.169, 図 7.2 の転写である．

とすれば，病状の重篤さで層別するのが正解である．傾向スコアも，重篤な患者に併用療法を施行した傾向の強さをスコア化したという点で病状の重篤さが考慮されている．しかし，推定式

$$\hat{e}(x) = \frac{e^A}{1 + e^A},\tag{6.6}$$

ただし

$$A = -1.514 + 0.095\text{age} - 0.998\text{menopose}$$
$$- 4.367\text{lz}_1 - 3.762\text{lz}_2 - 1.008\text{sz}_1 + 0.677\text{sz}_2.\tag{6.7}$$

を吟味すると，例えば．sz_2 の係数が正，sz_1 の係数が負であることに見られるように，ステージが上の患者ほど重篤であるという医学的知識からは理解しがたい推定式に基づいてスコアが算出されており，医師が診る患者の重篤度との間にギャップがある[6]．これに対して『データチュートリアル』の層別は，端的に患者の重症度を反映している．

1章で交絡因子とリスク因子を区別して解析することの重要性を指摘しておいたが，乳がんの再発データの解析で傾向スコアの推定に用いた変数，つまり層別に利用した変数はいずれも医学的に知られた乳がん再発のリスク因子である．交絡因子とみなして傾向スコアの推定に用いたのが誤りである．リスク因子を用いて傾向スコアの推定を行うと，真実が見えなくなってしまうことがある．傾向スコアは，万能ではない．適用には細心の注意が必要である．

6.4 久山町研究の解析

本節では，著者らのグループが開発した追跡データ解析の新しい方法を紹介する (Kawaguchi, et.al.[7])．この方法は，若干レベルが高いので，始めに

---

[6] 推定式より傾向スコアは A の増加関数であり，リンパ節転移数が多くステージが高ければ A は小さな値をとる．これを反映して傾向スコアは G_t 群の方が G_c 群より小さい値の範囲に分布している．これらのことから，例えば推定式で sz_2 の係数が正であるのは理解しがたい．

[7] Kawaguchi, A., Yonemoto, K., Tanizaki, Y., Kiyohara, Y., Yanagawa, T. and Young Truong: Application of functional ANOVA models for hazard regression to the Hisayama data, *Statistics in Medicine*, 27, 3515-3527, 2008.

162   第 6 章　観察追跡研究

Kawaguchi らの研究の概要を述べ，データの模式図を与え，研究についての
イメージをもっていただいた上で，使用する様々な方法について基礎知識の
準備を行い，再び久山町コホート研究に立ち戻り，Kawaguchi らの解析方法
の紹介を行い，最後に解析結果を紹介する．

6.4.1　研究の概要

　Kawaguchi らの研究の概要は，以下のとおりである．

- 研究目的：　脳梗塞のリスク要因となる生活習慣因子の探索．
- 研究対象：　1961-1993 年 32 年間 40 歳以上の久山町住民 707 人を追跡し
  て得られたデータ．住民健診が計 6 回（1961，1967，1974，1978，1983，
  1988 年）行われ，各検診時の生活習慣因子の値がデータとして記録され
  ている．脳梗塞は，死亡時点の剖検で確認（脳梗塞死亡 143 例）．
- 方法：　目的変数：脳梗塞発症までの時間，
  説明変数：年齢，総コレステロール，BMI，SBP，心電図異常（あ
  り，なし），心房細動異常（あり，なし），耐糖能異常（あり，
  なし），降圧剤（使用，不使用），喫煙，飲酒．
- 統計的方法：スプライン関数で非線形化された時間依存共変量をもつ Cox
  比例ハザードモデルを適用して解析する．

統計的方法の中にスプライン関数や Cox 比例ハザードモデルという用語が
入っているが，これらの用語については，以下に解説する．

6.4.2　基礎知識の準備

A. データの模式図

　図 6.4 に Kawaguchi らの研究が対象としたデータの模式図を与えた．図か
ら，次のことが分かる．

- 追跡期間中，合計 6 回の検診が行われて，健診の度に説明変数について新
  しいデータが得られている．
- 被験者 A は，2 回目と 3 回目の既知の時点で脳梗塞で死亡している．被験

者Bは，3回目と4回目の既知の時点で脳梗塞で死亡している．しかし，被験者CとDは脳梗塞以外の疾患で死亡か，あるいは転居などの理由で追跡から脱落している．また，被験者Eは追跡終了後も生存しており追跡期間終了時点で観察が打ち切られている．

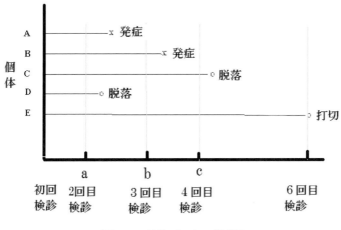

図 6.4 追跡データの模式図

2.3.9節で脱落や打切りのあるデータをセンサードデータとよんだ．まず，センサードデータの数学的記述の仕方を考える．

B. センサードデータの数学的記述

個体 i がイベント（脳血栓）を発症するまでの時間を T_i で表す．T_i はセンサードのため観測できるとは限らない．センサードもランダムに発生するとしてセンサードが起こるまでの時間を C_i で表す．このとき観測されたデータは，次の Y_i と δ_i である．

$$Y_i = \min(T_i, C_i),$$

$$\delta_i = \begin{cases} 1 & T_i \leq C_i のとき \\ 0 & T_i > C_i のとき \end{cases}$$

164   第 6 章   観察追跡研究

すなわち $\delta_i = 1$ のときは $Y_i = T_i$ が記録され，$\delta_i = 0$ のときは $Y_i = C_i$ が記録される．

C. 時間依存共変量

次に説明変数の数学的記述について述べる．対象とする追跡研究では，上述したように追跡期間中に複数回の検診が行われ，検診の度に総コレステロールや BMI などの生活習慣関連因子がデータとして得られている．これらの因子を一般に **共変量** という．

一般化して共変量の個数を L，検診回数を M で表し，被験者 i の L 個の共変量をベクトル $\mathbf{X}_i(t)$ で表す．すなわち

$$\mathbf{X}_i(t) = (X_{1i}(t),\ X_{2i}(t),\ldots,X_{Li}(t)),\quad i = 1,2,\ldots,n; t = 1,2,\ldots,M$$

ここで，$X_{\ell i}(t)$ のように ℓ 番目の共変量に t をつけたのは，共変量の値が検診時点 t に依存して与えられるからである．時間に依存したこのような共変量のことを**時間依存共変量**という．

従来，行われてきたコホートデータの解析は初回検診時点の共変量の値 (ベースライン値) だけしか利用しない．これに対して，以下に紹介する方法は時間依存共変量を考慮できるというのが，その特徴の一つである．

D. Cox 比例ハザードモデル

手に入るデータは，n 人の被験者から得られる $(Y_i, \delta_i,\ X_{\ell i}(t))$ である $(i = 1,2,\ldots,n; t = 1,2,\ldots,M)$．知りたいのは T_i と共変量 (説明変数) との関連性である．まず，関連性のモデル化について考える．次を定義する．

定義 6.1 T をイベント発生までの時間とする．次式で定義される $\lambda(t)$ をハザード関数 (hazard function) という．

$$\lambda(t) = \lim_{\Delta \to 0} \frac{P(T \leq t + \Delta \mid T > t)}{\Delta} \tag{6.8}$$

6.4 久山町研究の解析　　*165*

　右辺分子の $P(T \le t + \Delta \mid T > t)$ は時間区間 $(t, t + \Delta)$ に新たにイベントが発生する新発生率であった（定義 2.2 参照）. 右辺は, これを Δ で割って $\Delta \to 0$ とした式であるからハザード関数 $\lambda(t)$ は, 時刻 t でイベントが発生する瞬間強度を表す. この瞬間強度は個体ごとに異なる. 個体は, 共変量 $\mathbf{X} = (X_1, X_2, \ldots, X_L)$ で規定されるから, ハザード関数は $\mathbf{X} = \mathbf{x}$ に依存する. これを明示するために, ハザード関数を $\lambda(t \mid \mathbf{x})$ と書くことにする.

定義 6.2 適当に定めた共変量の基準値に対応するハザード関数を $\lambda_0(t)$ とおく. $\lambda_0(t)$ を **ベースラインハザード関数** (base-line hazard function) という. また, $\lambda_0(t)$ に対して, 次の様に与えられたモデルを **Cox 比例ハザードモデル** (Cox's proportional hazard model) という. ただし $\beta(x)$ は t に依存しない x の関数である.

$$\log \frac{\lambda(t \mid \mathbf{x})}{\lambda_0(t)} = \beta(x). \tag{6.9}$$

　上式は

$$\frac{\lambda(t \mid \mathbf{x})}{\lambda_0(t)} = \exp\left(\beta(x)\right)$$

と書き直すことができる. ハザード関数 $\lambda(t \mid \mathbf{x})$ がイベント発生の瞬間強度を表すので, この関数と共変量の関連性を調べるのが目的であるが, この関数は時間 t に依存しており, 直接モデル化するのは難しい. しかし, 比例ハザードモデルはベースラインハザード関数で割ったハザード比は t に関係しない x だけの関数であることを主張している. 比例ハザードモデルは 1972 年に D.R. Cox が提案し [8], その有用性のため世界中で今日生存時間データ解析の定石として適用されている.

　その後, 様々な研究者 [9] によって右辺の $\beta(x)$ が t に依存する場合への拡張が行われてきた. 以下に述べる著者らのグループが開発した方法もその一つである. この方法のもう一つの特徴は, $\beta(x)$ に時間依存を許したことに加

---

[8] Cox, D.R. (1972): Regression models and life tables (with discussion), *J. Royal Statistical Society*, B.34, 187-220.

[9] Kawaguchi ら (2008) の論文にリストが掲載されている.

166 第 6 章 観察追跡研究

えて，さらにスプライン関数を導入して $\beta(x)$ を非線形化したことである．これによって，イベント発生までの時間と共変量の関連性を表すモデル化に本質的な柔軟性が与えられている．次に，それを可能にしたスプライン関数について解説する．

E. スプライン関数

x が例えば収縮期血圧 (SBP) のとき

$$\beta(x) = \beta_0 + \beta_1 x. \tag{6.10}$$

とおくと

$$\log \frac{\lambda(t \mid \mathbf{x})}{\lambda_0(t)} = \beta_0 + \beta_1 x.$$

よって

$$\frac{\lambda(t \mid \mathbf{x})}{\lambda_0(t)} = \exp(\beta_0 + \beta_1 x)$$

となり，モデル (6.10) は SBP が増加するとハザード比が，どこまでも単調に増加することを前提としていることが分かる（図 6.5 参照）．もちろん，SBP の分布は，ほぼ 90mmHg-180mmHg 内に収まるので (6.10) 式は $90 < x < 180$ の範囲内で考えておけばよいが，しかし，例えこの範囲内であっても直線的に増加するとは考え難い．実際，久山町コホート研究データを解析した著者ら研究では図 6.7 に示したような非線形関係が求まった．非線形なハザード関数をモデル化するため，次の準備を行う．

定義 6.3 次の記号を導入する．

$$(x)_+ = \begin{cases} x & x > 0 \text{ のとき} \\ 0 & x \leq 0 \text{ のとき} \end{cases}$$

$a_1 < a_2 < \cdots < a_K$ を K 個の定数とする．このとき，次の関数 $\beta(x)$ を a_1, $a_2, \ldots, a_K$ を **節点（ノット）** (knot) としてもつ **スプライン関数** (Spline function) という．

$$\beta(x) = \beta_0 + \alpha x + \beta_1 (x - a_1)_+ + \beta_2 (x - a_2)_+ + \cdots + \beta_L (x - a_L)_+$$

6.4 久山町研究の解析　167

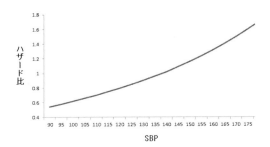

図 6.5　ハザード比 $= \beta_0 + \beta_1 \mathrm{SBP}$ の図示

例えば $L=1$ の場合

$$\beta(x) = \beta_0 + \alpha x + \beta_1(x-a_1)_+ = \begin{cases} (\beta_0 - \beta_1 a_1) + (\alpha + \beta_1)x, & x > a_1 \\ \beta_0 + \alpha x, & x \leq a_1 \end{cases}$$

と表わされる．したがって，関数 $\beta(x)$ は，図 6.6 に見られるのように節点 a_1 で傾きが a_1 から $\alpha + \beta_1$ に変化する二つの直線をつなげた x の非線形関数である．同様に，節点を二つ用いれば，それぞれの節点で傾きが変化する非線形関数を表すことができる．

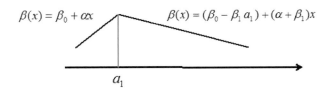

図 6.6　$\beta(x) = \beta_0 + \alpha x + \beta_1(x-a_1)_+$

6.4.3　ハザード比のモデル化

モデル化の基本方針は，次のとおりである．

168   第 6 章   観察追跡研究

A. モデル化の基本方針

(6.9) 式より，右辺の $\beta(x)$ をモデル化すればよい．簡単のため，説明変数が 3 個の場合について解説する．検診時点 t の説明変数の値を $x_1(t)$, $x_2(t)$, $x_3(t)$ とする．ただし，$x_1(t)$, $x_2(t)$ は，連続型変数，例えば総コレステロール，収縮期血圧 (SBP)，$x_3(t)$ は二値変数，例えば心電図異常（あり，なし）である．

目的は，ハザード比に及ぼす $x_1(t)$, $x_2(t)$, $x_3(t)$ の影響を評価するための $\beta(x)$ を構築することである．このことを単に $\beta(x)$ のモデルを構築するという．モデル化に柔軟性を与えるため，スプライン関数を用いて非線形な $x = (x_1(t), x_2(t), x_3(t))$ の関数 $\beta(x)$ を想定し，データに当てはめ，当てはめの良さを吟味しながら変数選択を行い最適なモデルを選択する．なお，簡単のため $x_1(t)$, $x_2(t)$ の節点の個数はいずれも 2 個とし $x_1(t)$ の節点を a_{11}, a_{12}, $x_2(t)$ の節点を a_{21}, a_{22} で表す．これらの節点は，データからその値を定めることにして未知パラメータとしておく．

さらに，時点の影響を考慮することにして，時間 t の既知の関数 $g(t)$ を考慮する．

以上を要約すると，ハザード比，すなわち $\beta(x)$ のモデル化に用いる変数は，次の 8 個である．

$$x_1(t), \quad (x_1(t) - a_{11})_+, \quad (x_1(t) - a_{12})_+,$$
$$x_2(t), \quad (x_2(t) - a_{21})_+, \quad (x_2(t) - a_{22})_+,$$
$$x_3(t), \quad g(t).$$

$\beta(x)$ をモデル化するには，これら 8 変数およびその交互作用項を変数に加えて線形モデルを作成し，データに適用して推定される係数を吟味し，必要な変数だけを選択する．その具体的な手順は，以下のとおりである．

● ステップ 1：節点の選択．

まず，主要項

$$\alpha_1(t) = \beta_{01}x_1(t) + \beta_{02}x_2(t) + \beta_{03}x_3(t) + \beta_{11}(x_1(t) - a_{11})_+$$

$$+ \beta_{12}(x_1(t) - a_{12})_+ + \beta_{21}(x_2(t) - a_{21})_+ + \beta_{22}(x_2(t) - a_{22})_+.$$

だけをもつモデルを用いて，次のようにして節点を決定する．このモデルには 4 個の節点の候補 a_{11}, a_{12}, a_{21}, a_{22} が含まれており，この 4 個の節点の候補の中から 0 個，1 個，…，4 個からなる節点の組を取り出す組合せの個数は

$$\binom{4}{0} + \binom{4}{1} + \binom{4}{2} + \binom{4}{3} + \binom{4}{4} = 16$$

個ある．そのそれぞれの組合せを節点にもつ 16 個の $\alpha_1(t)$ のモデルが構成できる．これら 16 個のモデルをデータに適用し，適用した結果から AIC（赤池情報量基準）を算出して，AIC を最小にするモデルと節点の組を決定する．なお，ここで取り上げた主要項が $g(t)$ を含んでいないことに注意してほしい．

- ステップ 2：交互作用項の選択 1.

次に，上のステップで決定した節点の組を既知として，時間と交互作用をもつ項を

$$\begin{aligned}
\alpha_{20}(t) = {} & \gamma_{01}g(t)x_1(t) + \gamma_{02}g(t)x_2(t) + \gamma_{03}g(t)x_3(t) \\
& + \gamma_{011}g(t)(x_1(t) - a_{11})_+ + \gamma_{012}g(t)(x_1(t) - a_{12})_+ \\
& + \gamma_{021}g(t)(x_2(t) - a_{21})_+ + \gamma_{022}g(t)(x_2(t) - a_{22})_+
\end{aligned}$$

とおき，また，節点をもたない項の交互作用項を

$$\alpha_{21}(t) = \gamma_{12}x_1(t)x_2(t) + \gamma_{13}x_1(t)x_3(t) + \gamma_{23}x_2(t)x_3(t)$$

とおいて，これらに $\alpha_1(t)$ を加えたモデル

$$\beta(x) = \alpha_1(t) + \alpha_{20}(t) + \alpha_{21}(t)$$

をデータに当てはめて交互作用項 $g(t)(x_1(t) - a_{11})_+$, $g(t)(x_1(t) - a_{12})_+$, $g(t)(x_2(t) - a_{21})_+$, $g(t)(x_2(t) - a_{22})_+$, $x_1(t)x_2(t)$, $x_1(t)x_3(t)$, $x_2(t)x_3(t)$ の中から変数選択を行う．具体的には，交互作用項は 7 個あるので，その

170   第 6 章 観察追跡研究

すべての組合せからなる 128 個の $\beta(x)$ を作成してデータに適用し，AIC を最小にする交互作用項の組を決定する．なお，記号を節約するため $\alpha_1(t)$ と $\alpha_{20}(t)$ はすべての節点をもつ形式で与えているが，実際には上のモデルには決定されなかった節点に対応する項は含まれていないことに注意してほしい．

● ステップ 3：交互作用項の選択 2.

上のステップ 1 で決定した節点の組とステップ 2 で決定した交互作用項をもつモデルにおいて回帰係数を未知としておき，次のステップに進む．節点をもたない項ともつ項の交互作用項を

$$
\begin{aligned}
\alpha_{22}(t) = {} & \gamma_{121} x_1(t)(x_2(t) - a_{21})_+ + \gamma_{122} x_1(t)(x_2(t) - a_{22})_+ \\
& + \gamma_{231} x_2(t)(x_1(t) - a_{11})_+ + \gamma_{232} x_2(t)(x_1(t) - a_{12})_+ \\
& + \gamma_{311} x_3(t)(x_1(t) - a_{11})_+ + \gamma_{312} x_3(t)(x_1(t) - a_{12})_+ \\
& + \gamma_{321} x_3(t)(x_2(t) - a_{21})_+ + \gamma_{322} x_3(t)(x_2(t) - a_{22})_+
\end{aligned}
$$

とおきモデル

$$
\beta(x) = \alpha_1(t) + \alpha_{20}(t) + \alpha_{21}(t) + \alpha_{22}(t)
$$

をデータに当てはめて交互作用項 $x_1(t)(x_2(t) - a_{21})_+$, $x_1(t)(x_2(t) - a_{22})_+$, $x_2(t)(x_1(t) - a_{11})_+$, $x_2(t)(x_1(t) - a_{12})_+$, $x_3(t)(x_1(t) - a_{11})_+$, $x_3(t)(x_1(t) - a_{12})_+$, $x_3(t)(x_2(t) - a_{21})_+$, $x_3(t)(x_2(t) - a_{22})_+$ の中から変数の選択を行う．ここでは $\binom{6}{0} + \binom{6}{1} + \ldots + \binom{6}{6} = 64$ の組合せができるので，上と同様に $\beta(x)$ の 64 個のモデルから AIC を算出し，AIC 最小基準を適用して必要な交互作用項を選択する．

● ステップ 4：交互作用項の選択 3.

節点をもつ項と節点をもつ項の交互作用項を

$$
\begin{aligned}
\alpha_3(t) = {} & \gamma_{411}(x_1(t) - a_{11})_+(x_2(t) - a_{21})_+ + \gamma_{412}(x_1(t) - a_{11})_+ \\
& (x_2(t) - a_{22})_+ + \gamma_{421}(x_1(t) - a_{12})_+(x_2(t) - a_{21})_+
\end{aligned}
$$

$$+ \gamma_{422}(x_1(t) - a_{12})_+(x_2(t) - a_{22})_+.$$

とおきモデル

$$\beta_(x) = \alpha_1(t) + \alpha_{20}(t) + \alpha_{21}(t) + \alpha_{22}(t) + \alpha_3(t)$$

をデータに当てはめて交互作用項 $(x_1(t) - a_{11})_+(x_2(t) - a_{21})_+$, $(x_1(t) - a_{11})_+(x_2(t) - a_{22})_+$, $(x_1(t) - a_{12})_+(x_2(t) - a_{21})_+$, $(x_1(t) - a_{12})_+(x_2(t) - a_{22})_+$ の中から変数選択を行う. すなわち, $\beta(x)$ の 16 個のモデルから AIC を算出し, AIC 最小基準を適用して必要な交互作用項を選択する. ただし, ステップ 1 で決定した節点の組とステップ 2, 3 で決定した交互作用項を既知として, 回帰係数を未知としておく.

B. モデルの選択

上の手順は, 2 個の連続変数 $x_1(t)$, $x_2(t)$ と 1 個の二値変数 x_3, および $x_1(t)$ と $x_2(t)$ のそれぞれに 2 個の節点がある場合の手順である. しかも, 交互作用項だけの選択を行い $x_1(t)$, $x_2(t)$, x_3 の主要項の選択は行っていない. それでも合計にして最大 $16 \times 2 + 128 + 64 = 224$ 個のモデルをデータに適用して回帰係数の推定及び AIC の算出をしなければならない. 久山町コホート研究データからも分かるように一般のコホート研究は説明変数の個数が多く, また節点の候補も多い. このとき, データに適用するモデルの個数は爆発的に増加し, 上のモデル選択の方法は適用が難しい. モデルの選択には様々な方法が提案されているが, ここでは Kawaguchi ら (2008) で採用された前方選択 (forward selection) と後進方選択 (backward selection) を組み合わせたハイブリッド段階的選択方法 (hybrid stepwise selection) を紹介する.

● 前方選択法. 多くの統計ソフトの前方選択法は, 回帰係数=0 vs. 回帰係数 $\neq 0$ の検定に使われる Rao 検定（スコア検定）の p 値が最小であらかじめ与えた有意水準未満である変数を, まず選択する. 次に選択された変数を除く変数の中で上と同じ条件を満たす変数を選択する, という過程を有意水準未満を満たす変数がなくなるまで繰り返して, 選択された変数を説明変数としてもつモデルを選択する. このとき, 前のステップで選択された

172   第6章　観察追跡研究

変数は必ず用いる．しかしながら，観察研究では変数間に関連性をもつ変数が多いため変数の組合せ効果が起こり，前方選択法で選ばれたモデルが最も高い予測力をもつとは限らない．また，次に述べる後方選択法の結果と一致するとも限らない．

● 後方選択法．多くの統計ソフトの後方選択法は，説明変数の候補すべてを取り入れたモデルを対象にして 回帰係数=0 vs. 回帰係数 $\neq 0$ の検定に使われる Wald 検定の p が最大であらかじめ与えた有意水準以上である変数を，まずこのモデルから消去する．次に消去された変数を除く変数の中で同じ条件を満たす変数を消去する，という過程を有意水準以上を満たす変数がなくなるまで繰り返し，残った変数を説明変数としてもつモデルを選択する．このとき，前のステップで選択された変数は二度と用いない．しかしながら，前方選択法と同じ理由によって後方選択法で選ばれたモデルが最も高い予測力をもつとは限らない．

● ハイブリッド段階的選択方法．Kawaguchi ら (2008) が適用したしたハイブリッド選択法は，前方，後方選択法の欠点を補うため，次のように前方選択法と後方選択法を組み合わせる方法で，Kooperberg ら (1995)[10] によって提案された方法である．

　1. まず，前方選択を行う．p 値ではなくスコア統計量の値を見て選択する．そのため，有意水準はあらかじめ設定する必要はない．最初にスコア統計量の値を最大にする変数を選択し AIC を算出する．次に，選択された変数を除く変数の中でスコア統計量を最大にする変数を選択しモデルに加えて AIC を算出する．この過程を変数が尽きるまでくり返す．

　2. 次に後方選択を行う．前方選択で構築されたモデルの変数の中で Wald 統計量の値を最小にする変数を消去し，残った変数をもつモデルから AIC を算出する．次に，消去された変数を除いた変数の中から Wald

---

[10] Kooperberg C, Stone CJ, Truong YK. Hazard regression, *Journal of the American Statistical Association* 1995; 90:78.94.

統計量の値を最小にする変数を消去して，残った変数からなるモデル
からAICを算出する．この消去を変数が尽きるまでくり返す．

3. 最後に，算出したAICを比較しAICを最小にするモデルを選択する．

4. Kawaguchiら (2008) は，ハイブリッド選択法を実行するマクロを作
成して統計ソフトSAS[11] のPROC PHREGに組み込み，久山町コ
ホートデータの解析を実施している．Kawaguchiら (2008) の論文中
に，希望者はこのマクロの入手可能性が示唆されている．

6.4.4 久山町コホートデータへの適用

本節の当初に与えた概要から分かるように久山町コホートデータ，説明変
数は4個の連続型変数と6個の二値変数である．したがって，上述した手順
を実行するには莫大な個数のモデルをデータに適用し多数の未知パラメータ
の推定を行う必要がある．計算を実行可能にするためKawaguchiら (2008)
では，節点の候補を各連続変数の25%点，50%点，75%点に絞っている．

A. 久山町コホートデータの解析結果

$g(t) = \log_e t$ を与えて上述の手順に従って久山町コホートデータの解析を
行った．最終的に選択された最適なモデルが持つ変数とその回帰係数の推定
値およびp値を表6.12に与えた．ステップ2および3に見られるように変
数選択は交互作用項についてだけ行い，主要項については行っていない．し
たがって，中にはSBPのようにp値が極めて大きい ($p = 0.81$) ものも含ま
れている．しかし，例えSBPのp値が大きくても，心房細動とSBPの交互
作用項は有意 ($p < 0.01$) であること，および以下の例に示されることなどか
ら，SBPが表6.12に記載されていることには意味がある．

表6.12より，次のことが分かる．

- ステップ1で選ばれた節点はBMI=23.1とSBP=136，SBP=154.7であ
る．年齢および総コレステロールに関しては節点は選ばれなかった．ステッ

---
[11] SAS Institute 社が開発・販売している，統計解析ソフトウェアである．

174   第 6 章　観察追跡研究

表 **6.12**　最終的に選択された項目と回帰係数および p 値

項	推定値	p 値
心電図異常	-1.961	0.16
心電図異常 × 心房細動異常	-1.468	0.04
心電図異常 × SBP	0.017	0.05
心房細動異常	-2.317	0.52
心房細動異常 × 総コレステロール	0.023	0.03
心房細動異常 × BMI	0.263	0.05
心房細動異常 × SBP	-0.035	< 0.01
年齢	0.138	< 0.01
年齢 × 総コレステロール	-0.0004	0.03
年齢 × 降圧剤	0.054	0.05
飲酒	-0.182	0.36
喫煙	-1.625	0.20
総コレステロール	0.024	0.03
耐糖能異常	0.524	< 0.01
降圧剤	-5.046	0.02
BMI	-0.132	0.01
$(\text{BMI-23.1})_+$	0.323	< 0.01
SBP	0.0004	0.81
$(\text{SBP-136})_+$	0.044	0.15
$(\text{SBP-154.7})_+$	-0.064	< 0.01
SBP× Smoke	0.014	0.06
$g(t)×$ 降圧剤	0.997	< 0.01

プ 2 で選択された交互作用項は $g(t)×$ 降圧剤，心電図異常 × 心房細動異常，心電図異常 × SBP，心房細動異常 × 総コレステロール，心房細動異常 × BMI，心房細動異常 × SBP，年齢 × 総コレステロール，年齢 × 降圧剤，SBP× Smoke の 8 項目である．ステップ 3，4 で選ばれた交互作用項はなかった．

- ハザード比に対して心電図異常は，心房細動異常および SBP の各々と交互作用がある．ハザード比に対して心房細動異常は，総コレステロール，BMI，SBP の各々と交互作用がある．ハザード比に対して年齢は，総コレステロール，降圧剤の各々と交互作用がある．

F. 結果の解釈

ハザード比に対して心電図異常は，心房細動異常および SBP の各々と交互作用をもつ，といっても統計学の専門家以外には何のことか理解しがたい．表 6.12 を分かりやすく解釈する必要がある．例として SBP（収縮期血圧）をとり上げ解釈について考えよう．

- 表 6.12 より SBP は二つの節点 SBP=136，154.7 をもち心電図異常 (AbECG)，心房細動異常 (AF) および喫煙 (Smoke) と関連している．つまり，ハザード比は具体的に次の様に表わされる．

$$
\begin{aligned}
\frac{\lambda(t \mid \mathbf{x})}{\lambda_0(t)} = \exp\Big(& 0.004\text{SBP} + 0.044(\text{SBP} - 136)_+ \\
& - 0.064(\text{SBP} - 154.7)_+ + 0.017(\text{AbECG} \times \text{SBP}) \\
& - 0.035(\text{AF} \times \text{SBP}) + 0.014(\text{SBP} \times \text{Smoke}) + A\Big), (6.11)
\end{aligned}
$$

ただし，A は SBP に関係しない項を表す．

- 直接比例ハザード $\lambda(t \mid \mathbf{x})/\lambda_0(t)$ を解釈するのは難しい．しかし「SBP 以外の他の項目の値を一定にしたとき，SBP が 10mmHg 増加すると脳血栓死亡のリスクは増加前と比べると xxx 倍増加する」と表現すれば一般の人にも分かり易い．何倍増加するか評価しよう．

- このリスクは，SBP が x_a mmHg から $x_a + 10$ mmHg に増加したときのハザード比

$$
\frac{\lambda(t \mid x_a + 10)}{\lambda(t \mid x_a)} = \frac{\lambda(t \mid x_a + 10)/\lambda_0(t)}{\lambda(t \mid x_a)/\lambda_0(t)}
$$

で与えられる．よって，次の関係式が導かれる．

SBP<136 のとき

$$
\frac{\lambda(t \mid x_a + 10)}{\lambda(t \mid x_a)} = \exp\Big(0.04 + 0.17\text{AbECG} - 0.35\text{AF} + 0.14\text{Smoke}\Big).
$$

136<SBP<154.7 のとき

176   第 6 章   観察追跡研究

$$\frac{\lambda(t \mid x_a + 10)}{\lambda(t \mid x_a)} = \exp\left(0.48 + 0.17\text{AbECG} - 0.35\text{AF} + 0.14\text{Smoke}\right).$$

1547.<SBP のとき

$$\frac{\lambda(t \mid x_a + 10)}{\lambda(t \mid x_a)} = \exp\left(-0.16 + 0.17\text{AbECG} - 0.35\text{AF} + 0.14\text{Smoke}\right).$$

いずれの場合も，右辺は x_a に依存しないことに注意してほしい．

- 表 6.13 は，これらの式をさらに心電図異常 (AbECG) (あり，なし)，心房細動異常 (AF) (あり，なし)，喫煙 (Smoke) (Yes, No) で場合分けした表である．表より，心電図異常，心房細動異常，喫煙が同じ男性であっても SBP が 10mmHg 増加するときのリスクは，SBP が 136 未満の男性と 136< SBP < 154.7 の男性と SBP が 154.7 以上の男性では異なることが分かる．例えば，心電図異常あり，心房細動異常あり，喫煙 No の男性の場合このリスクは SBP< 136 の場合は 0.87 に対して 136< SBP <154.7 の場合は 1.35 である．すなわち，SBP< 136 の場合に 10mmHg 増えると脳梗塞のリスクは下がる．これに対して 136< SBP <154.7 の場合は 1.35 倍増加する．

　本節で紹介した方法は，複雑ではあるが，このように従来検出できなかった新しい知見を得ることができる．医学的により有益な結果が得られる優れた方法である．

- 図 6.7 に，横軸に SBP，縦軸にハザード比 $\lambda(t|SBP)/\lambda(t|SBP = 136)$ をとり，心電図異常なし (AbECG=0)，心房細動異常なし (AF=0)，喫煙 No (Smoke=0) の場合に関係式 (6.11) を与えた．図より，脳梗塞死亡のリスクは SBP=136mmHg まで SBP が増加しても，ほとんどリスクはないこと，しかし SBP が SBP=136mmHg を超えると SBP=155mmHg まで急激に上昇しハザード比は最高値 2.44 に達すること，また SBP=155mmHg を超えると緩やかに減少することが分かる．

表 6.13 SBP が 10mmHg 増加した時と増加前のハザード比

SBP	心電図異常	心房細動異常	喫煙	ハザード比
SBP<136	なし	なし	No	1.04
	なし	なし	Yes	1.20
	なし	あり	No	0.73
	なし	あり	Yes	0.84
	あり	なし	No	1.23
	あり	なし	Yes	1.42
	あり	あり	No	0.87
	あり	あり	Yes	1.00
136<SBP<154.7	なし	なし	No	1.62
	なし	なし	Yes	1.86
	なし	あり	No	1.14
	なし	あり	Yes	1.31
	あり	なし	No	1.92
	あり	なし	Yes	2.20
	あり	あり	No	1.35
	あり	あり	Yes	1.55
154<SBP	なし	なし	No	0.85
	なし	なし	Yes	0.98
	なし	あり	No	0.60
	なし	あり	Yes	0.69
	あり	なし	No	1.01
	あり	なし	Yes	1.16
	あり	あり	No	0.71
	あり	あり	Yes	0.82

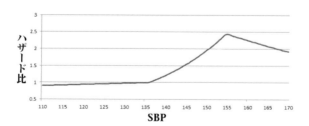

図 6.7 SBP=136mmHg を基準としたときの脳梗塞死亡に対する SBP のハザード比

178   第 6 章　観察追跡研究

6.5　第 6 章のエピローグ

　本章では，まず Satoh ら (2012) の乳がんの再発研究データを使用して傾向スコアの限界を実証した．前章で明らかにしたように，傾向スコアは背景因子が沢山あるときにこれらを 1 次元のモノサシに落とし込んで層別を行う一つの方法にすぎなかった．背景因子の中に疾患と関連があるリスク因子が含まれているとき，リスク因子も含めて層別するとオーバーマッチングとよばれる現象がおきて，傾向スコア法による背景因子の調整は調整しすぎになり正しい関連性が推定できないことがあるので注意したい．

　次に，久山町コホートデータの解析に関する Kawaguchi ら (2008) の論文を取り上げ，コホート研究データの新しい解析例を紹介した．Kawaguchi らの解析法のキーワードは，時間依存共変量とスプライン関数の導入による非線形データ解析であった．この解析法はレベルが高く，実データに適用するためにはバイオ統計学の専門家の助力を必要とする．大規模な追跡研究では長期間にわたり莫大な費用と人力をかけて貴重なデータが収集される．このようなデータから，データが持つ情報を見落とすことなく引出し有意義なエビデンスへとつなげていくためにはバイオ統計家の協力が不可欠である．

　最後に，スプライン関数を用いる非線形データ解析の例は，次章でも与えられているので参考にしてほしい．

第7章　断面調査

　断面調査 (cross sectional study) とは，原因と考えられる複数個の要因と結果に関する質問を記載した質問紙を調査対象者に配布し，その回答を検討することによって結果と関連している要因を特定するとともに関連性の強さを評価する観察研究である．質問紙調査，あるいはアンケート調査ともよばれる．本章では，断面調査の統計解析について紹介する．

7.1　単変量解析

　原因と考えられる複数個の要因の中から 1 個取り出し，取り出された要因と結果の関連性を調べる解析を**単変量解析**という．

A. 準備

　本節では，特に取り出された要因が質的な変数で，結果も質的な変数の場合を考える．要因と結果を表すダミー変数 X と Y を次のように導入する．

$$X = \begin{cases} 0 & \text{要因がなしのとき,} \\ 1 & \text{要因がありのとき.} \end{cases} \qquad Y = \begin{cases} 0 & \text{結果が No のとき,} \\ 1 & \text{結果が Yes のとき.} \end{cases}$$

調査対象者 n 人から得られた (X, Y) のデータは，表 7.1 のような 2×2 表にまとめることができる．このデータは，n 人の調査対象者を要因と結果に分類したので，データは，各セルに入る確率が表 7.2 で与えられた 4 項分布に従う確率変数の実現値と見なすことができる．

B. 帰無仮説と対立仮説の表現

　目的は，要因 (X) と結果 (Y) の間に関連性があるか否かを検討することである．すなわち，

180 第 7 章 断面調査

表 **7.1** 断面調査の 2×2 表
データ

要因	結果		計
	$Y = 1$	$Y = 0$	
$X = 1$	n_{11}	n_{12}	n_{1+}
$X = 0$	n_{21}	n_{22}	n_{2+}
計	n_{+1}	n_{+2}	n

表 **7.2** 断面調査の 2×2 表
セル確率

要因	結果		計
	$Y = 1$	$Y = 0$	
$X = 1$	p_{11}	p_{12}	p_{1+}
$X = 0$	p_{21}	p_{22}	p_{2+}
計	p_{+1}	p_{+2}	1

対立仮説 H_1: X と Y に関連性がある

を

帰無仮説 H_0: X と Y に関連性がない

に対比させて検定することである.

帰無仮説と対立仮説を数学的に表現するため,「関連性」を次のように定義する.

定義 7.1

関連性がない $\Longleftrightarrow$ 確率変数 X と Y は独立.

関連性がある $\Longleftrightarrow$ 確率変数 X と Y は独立でない.

ところで,二値確率変数 X と Y が独立は

$$P(X = 1, Y = 1) = P(X = 1)P(Y = 1),$$

独立でないは

$$P(X = 1, Y = 1) \neq P(X = 1)P(Y = 1) \tag{7.1}$$

で表される [1]. よって, 帰無仮説と対立仮説は, 数学的に次のように表わされる.

$$帰無仮説: P(X = 1, Y = 1) = P(X = 1)P(Y = 1),$$

$$帰無仮説: P(X = 1, Y = 1) \neq P(X = 1)P(Y = 1).$$

次の命題が成り立つ.

命題 7.1 ψ を定義 2.9 で定義したオッズ比とするとき, 次が成り立つ.

$$関連性がない \Longleftrightarrow \psi = 1.$$

証明. ψ は, 追跡研究の枠内で定義されたオッズ比で

$$\psi = \frac{P(Y = 1|X = 1)}{P(Y = 0|X = 1)} \bigg/ \frac{P(Y = 1|X = 0)}{P(Y = 0|X = 0)} \tag{7.2}$$

で与えられる. ただし, $P(Y = 1|X = 1)$ は $X = 1$ を given としたときの $Y = 1$ の条件付き確率である. 他も同様である. 条件付き確率の定義を用いて右辺を変形すると ψ は, 次のように表される.

$$\psi = \frac{P(X = 1, Y = 1)}{P(X = 1, Y = 0)} \bigg/ \frac{P(X = 0, Y = 1)}{P(X = 0, Y = 0)}.$$

いま

$$関連性がない \Leftrightarrow X と Y は独立$$

$$\Leftrightarrow \quad P(X = 1, Y = 1) = P(X = 1)P(Y = 1)$$

$$\Leftrightarrow \quad P(X = 1, Y = 0) = P(X = 1)P(Y = 0) \tag{7.3}$$

$$\Leftrightarrow \quad P(X = 0, Y = 1) = P(X = 0)P(Y = 1) \tag{7.4}$$

$$\Leftrightarrow \quad P(X = 0, Y = 0) = P(X = 0)P(Y = 0) \tag{7.5}$$

であるから, 関連性がないとすると上式から直ちに $\psi = 1$ を得る. 逆に $\psi = 1$

---

[1] 本シリーズ第 1 巻『バイオ統計の基礎』 p.52 例 3.10 参照.

182　第7章　断面調査

のとき，ψ の定義式 (7.2) 式に $P(Y = 0|X = 1) = 1 - P(Y = 1|X = 1)$, $P(Y = 0|X = 0) = 1 - P(Y = 1|X = 0)$ を代入して整理すると $\psi = 1$ のとき

$$P(Y = 1|X = 1) = P(Y = 1|X = 0)$$

が導かれる．よって

$$\frac{P(X = 1,\ Y = 1)}{P(X = 1)} = \frac{P(X = 0,\ Y = 1)}{P(X = 0)}.$$

この式に

$$P(X = 0) = 1 - P(X = 1),\ P(X = 0, Y = 1) = P(Y = 1) - P(X = 1, Y = 1)$$

を代入して整理すると $P(X = 1,\ Y = 1) = P(X = 1)P(Y = 1)$. よって X と Y は独立.

（証明終り）

命題 7.1 より，問題は，表 7.1 のデータに基づいて

　　　帰無仮説 H_0: $\psi = 1$ 　 *vs.* 　対立仮説 H_1: $\psi \neq 1$

の検定を行えばよいということとなる．

注意 7.1 断面調査のデータに基づく関連性の検定は，追跡研究の評価指標であるオッズ比 ψ の検定問題であることが示された．追跡研究では要因 X は結果 Y に先行する．しかしながら，オッズ比は，上の証明の中で示された式

$$\psi = \frac{P(X = 1,\ Y = 1)}{P(X = 1,\ Y = 0)} \bigg/ \frac{P(X = 0,\ Y = 1)}{P(X = 0,\ Y = 0)}.$$

から分かるように，X が時間的に Y に先行しなくても解釈できる．すなわち ψ を追跡研究から離れてもっと広い枠内で「関連性の尺度」として解釈できる．いいかえれば，断面調査データから有意に $\psi \neq 0$ が示されたとき，X と Y の関連性はいえても，必ずしも X が Y を引き起こした要因であるとはいえない．

C. 検定統計量

帰無仮説 H_0: $\psi = 1$ が正しかったときに期待できる 2×2 表を算出し，実際に得られたと 2×2 表との乖離を算出，その乖離が大きければ，データは帰無仮説よりも対立仮説を支持する，という考え方で仮説の検定を行う．

まず，H_0: $\psi = 1$ が正しいと仮定して 2×2 表の各セルに入るデータの個数の期待値を算出する．命題 7.1 の証明中に述べたことから H_0 は

$$P(X = 1,\, Y = 1) = P(X = 1)P(Y = 1) \tag{7.6}$$

と同等である．この式は，表 7.2 の記号を使って表すと

$$p_{11} = p_{1+}p_{+1}$$

と表わすことができる．同様に (7.3)，(7.4)，(7.5) から H_0 は

$$p_{12} = p_{1+}p_{+2}, \quad p_{21} = p_{2+}p_{+1}, \quad p_{22} = p_{2+}p_{+2}$$

の各々と同等である．いま，表 7.1 より p_{i+}，p_{+j} の推定値は

$$\hat{p}_{i+} = \frac{n_{i+}}{n}, \quad \hat{p}_{+j} = \frac{n_{+j}}{n}, \quad (i, j = 1, 2)$$

で与えられるから帰無仮説 H_0: $\psi = 1$ が正しいと仮定すると (i, j) セルの入るデータの個数の期待値は

$$m_{ij} = n\hat{p}_{i+}\hat{p}_{+j} = \frac{n_{i+}n_{+j}}{n}$$

で与えられる．

次に，実際に得られた $\{n_{ij},\ i, j = 1, 2\}$ と H_0: $\psi = 1$ が正しいと仮定した時の期待値 $\{m_{ij},\ i, j = 1, 2\}$ の乖離を評価する．その評価尺度として

$$\chi^2 = \sum_{i=1}^{2} \sum_{j=1}^{2} \frac{(n_{ij} - m_{ij})^2}{m_{ij}}$$

184   第 7 章   断面調査

がよく使われる. この尺度は 1900 年に Karl Peason によって提案され [2] ピアソンのカイ二乗統計量とよばれている.

カイ二乗統計量は, 帰無仮説 H_0 の下で自由度 1 のカイ二乗分布に従う [3]. よって, データおよび期待値を代入して算出したカイ二乗統計量の値を χ_o^2 とおくと p 値は

$$p = P(\chi^2 > \chi_o^2 | H_0)$$

で与えられる. 有意水準 5%の検定を行うとき, p 値 < 0.05 なら有意な関連性が見出された, p 値 ≥ 0.05 なら, 有意な関連性は見出されなかった, と判定する. この判定をピアソンのカイ二乗検定 (Pearson's chi squared test) という.

注意 7.2   本節では, ピアソンのカイ二乗検定による関連性の紹介をしたが, 帰無仮説および対立仮説はオッズ比で表されたことより明らかなように, 表 7.1 をあたかも要因あり, なしの二群を一定期間追跡観察して結果の Yes, No を記録した観察追跡研究から得られたデータと見なして, 二群の比率の検定を行ってもよい. 両者からほぼ同一の p 値が得られる.

D. 単変量解析の限界

同じヒトはいない. このため観察追跡研究では両群の比較可能性を確保することが最も重要であった. 断面研究ではどうであろうか. 断面研究では同一の被験者から原因と考えられる要因と結果について回答を得ている. したがって, 多くの場合, 断面調査には背景因子の違いによるバイアスの心配はあまりないと考えられる.

例えば, 中学生の視力低下の要因を調査するのが目的であるとき, 原因と

---

[2] Karl Pearson (1900): On the criterion that a given system of deviations from the probable in the case of a correlated system of variables in such that it can be reasonably supposed to have arison from random sampling, Philosophycal Magagine Series 550 (302)157-175.

[3] 本シリーズ第 1 巻『バイオ統計の基礎』pp.89-90 参照.

考えられる要因は，TV の視聴角度，睡眠時間，学習時間，学習中の照明などのほか性別，学年の違いなど様々な要因の候補が考えられる．いま，TV の視聴角度が二値化されているとして TV の視聴角度と視力低下の関連性を表 7.1 のような 2 × 2 表を作って調べるとする．質問紙の回答者の中には，1 年生の男子中学生と 3 年生の女子中学生など背景因子が異なる様々な回答者がいる．このこの様な背景因子の違いを無視して上述の方法で関連性の解析を行うのは妥当であるかという心配が生じる．しかし，断面研究では，その心配の必要はない．同一の個人から，目的変数の値と要因の値を得ているからである．

しかしながら，視力低下の要因として考えられる候補の中には，例えば TV からの視聴距離と髪が目にかぶっている事例に見られるように視力低下に対して交互作用をもつものがある．二つ以上の要因間に交互作用があれば，単変量解析の結果は交互作用項の影響を受ける．このような要因に対して単変量解析で関連性を調べると正しい評価はできない．単変量解析の限界である．次節で紹介する多変量解析法で関連性を評価するのが妥当である．

7.1.1 多変量解析

結果を Y，この結果の原因と考えられる L 個の要因の候補を $X_1, X_2, \ldots, X_L$ とする．この L 個の候補の中で Y と関連性をもつものを特定し，その関連性の強さを評価する方法を解説するのが本節の目的である．Y は前節と同一の二値変数とする．すなわち

$$Y = \begin{cases} 0 & \text{結果が No のとき,} \\ 1 & \text{結果が Yes のとき.} \end{cases}$$

L 個の要因の候補（共変量）をベクトル $\mathbf{X}$ で表す．すなわち

$$\mathbf{X} = (X_1, X_2, \ldots, X_L).$$

$\mathbf{X} = x$ given のときの $Y = 1$ の条件付き確率 $P(Y = 1 \mid \mathbf{X} = x)$ に対して，次のロジスティックモデルを想定する．

186   第 7 章　断面調査

$$\log \frac{P(Y=1 \mid \mathbf{X}=x)}{1-P(Y=1 \mid \mathbf{X}=x)} = \beta(x), \tag{7.7}$$

ここで $\beta(x)$ は $x=(x_1,x_2,\ldots,x_L)$ の関数である．問題は，ロジスティックモデル (7.7) をデータに適用して $\beta(x)$ を推定し，推定された結果を吟味して共変量 $X_1,\ X_2,\ldots,\ X_L$ の中でどの変量が不要でどの変量が必要かを見極め，必要とされる共変量を原因に関連した要因と見なして，そのリスクの強さを評価することである．この問題を解決するには，$\beta(x)$ を具体的に与えなければならない．

3.3 節で紹介したロジスティックモデルでは，$\beta(x)$ は $L=3$ として次のように設定した．

$$\beta(x) = \beta_0 + \beta_1 x_1 + \beta_2 x_2 + \beta_3 x_3 + \gamma_1 x_1 * x_2 + \gamma_2 x_1 * x_3 + \gamma_3 x_2 * x_3,$$

ここで $x_i * x_j$ は x_i と x_j の交互作用項である．このモデルは，x_2 と x_3 を適当な値に固定するとき，x_1 が増加すると $\log\left(P(Y=1 \mid \mathbf{X}=x)/(1-P(Y=1 \mid \mathbf{X}=x))\right)$ が直線的に増加することを意味する．実は，前章でも指摘したが，最初からモデルにこのような仮定を置いて $\beta(x)$ を推定するのは好ましくない．直線的に増加するかどうかはモデルをデータに当てはめ，当てはめの良さを吟味して決定する，つまりデータに基づいて決定する方が良いからである．本章でも，前章と同様に $\beta(x)$ をスプライン関数を用いてモデル化する．スプライン関数の解説については前節（6.4.2 節の E 項）を参照してほしい．

A. 順序カテゴリカル変数

　質問紙調査では，回答者が回答しやすいように連続変数であっても，その値域をせいぜい 5 個程度の順序カテゴリーに分け質問項目が作られる．例えば，睡眠時間について質問する場合，睡眠時間が 7 時間未満，7〜8 時間，8〜9 時間，9 時間以上の 4 カテゴリーに分類して，被験者に睡眠時間がどのカテゴリに入るか回答を求める．解析する場合は，このカテゴリーをダミー変数でおきかえて解析する．例えば，X=6（睡眠時間が 7 時間未満のとき），$X=7$

(7〜8時間), $X=8$ (8〜9時間), $X=9$ (9時間以上のとき) をとるダミー変数 X を用いて解析する. 順序が与えられた3個以上の値をとるこの様な変数のことを**順序カテゴリカル変数**という.

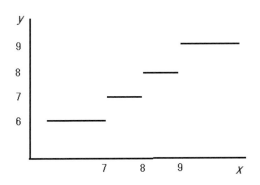

図 **7.1** (7.8) 式で与えられる関数のグラフ

B. $\beta(x)$ のモデル化

簡単のため共変量の候補が X_1, X_2, X_3 の3個で (すなわち $L=3$) で, X_1, X_2 は順序カテゴリカル変数, X_3 は二値変数の場合に $\beta(x)$ モデル化の考え方を, 以下の3つのステップで紹介する.

1. まず初めに, 順序カテゴリカル変数 x に対して, 関数

$$\beta(x) = \beta_0 + \beta_1 x \tag{7.8}$$

について考える. この関数は $\beta_1 > 0$ のとき, x の単調非減少階段関数, $\beta_1 < 0$ のときは, x の単調非増加な階段関数を表す. 図 7.1 に, x が上で与えた睡眠時間を表す順序カテゴリカル変数と想定し $\beta_0 = 0, \beta_1 = 1$ のときの上の関数のグラフを与えた. 図 7.1 から明らかなように $\beta(x)$ は, $x = 7, 8, 9$ でジャンプする単調非減少な階段関数である. したがって

188   第7章   断面調査

$\beta(x)$ を (7.8) 式のようにモデル化すると，$\beta(x)$ が x の単調非減少，あるいは単調非増加な場合しかとらえることができない．いいかえれば，x がある値までは単調非減少でそこから先は単調非増加に変わるような現象は表すことができない．

そこで 6.4.2 節の E 項で導入したスプライン関数を用いて $\beta(x)$ を柔軟にモデル化する．

2. スプライン関数は X が連続変数のときに定義された．ここでは X は順序カテゴリカル変数であるから事情が少し異なる．順序カテゴリカル変数の場合，順序カテゴリーの両端を除く端点を節点の候補としてもつスプライン関数を考えることにする．例えば，X が上で与えた睡眠時間を表す順序カテゴリカル変数のとき，節点の候補は 7,8 である．よって，$\beta(x)$ のスプライン関数によるモデル化は，次で与えられる．

$$\beta(x) = \beta_0 + \beta_1 x + \beta_2 (x - 7)_+ + \beta_3 (x - 8)_+, \tag{7.9}$$

ただし

$$(x)_+ = \begin{cases} x & x > 0 \text{ のとき} \\ 0 & x \leq 0 \text{ のとき} \end{cases}$$

である．

図 7.2 に関数 (7.9) を図示した．図の実線の曲線は $\beta_0 = 6$，$\beta_1 = 1.2$，$\beta_2 = -1$，$\beta_3 = -2$ の場合，破線の曲線は $\beta_0 = 6$，$\beta_1 = 1$，$\beta_2 = -1$，$\beta_3 = 2$ の場合である．図より，二つの曲線は $x = 8$ まで重なっているが $x = 8$ から先は大きく異なる．このように β_1，β_2，β_3 の符号と値の与え方によって $\beta(x)$ は幅広い関数のクラスを表すことができる．このような幅広い関数のクラスからスタートしてデータに最もよく適合するモデル選択を繰り返して最終的なモデルを絞り込む．

3. モデルの選択は前章 6.4.2 節 A 項で紹介した 4 段階のステップと同一の

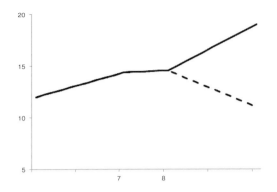

図 7.2 (7.9) 式で与えられた関数のグラフ:
実線の曲線は $\beta_0 = 6$, $\beta_1 = 1.2$, $\beta_2 = -1$, $\beta_3 = -2$ の場合;
破線の曲線は $\beta_0 = 6$, $\beta_1 = 1$, $\beta_2 = -1$, $\beta_3 = 2$ の場合.

手順で行う.

7.1.2 中学生の視力低下要因調査への応用

Kaba ら (2010)[4] は,上で紹介した解析法を中学生の視力低下要因調査のデータ解析に適用している. 本節では, Kaba ら (2010) の論文紹介を行う.

A. 研究の概要

Kaba ら (2010) らの研究概要は,次のとおりである.

- 研究目的:中学生の視力低下要因となる生活習慣因子の探索.
- 研究対象:二つの中学校の合計 411 人の男子生徒のうち,学校健診で視力が測定されており,かつ質問紙調査の回答に不備がなかった 382 人.
- 目的変数:学校健診で視力が 1.0 未満,またはメガネ,コンタクトレンズ使用者を視力低下,そうでなかった場合を正常とする 2 値変数.
- 調査項目:視力低下要因であることが疑われる次の 18 個の変数(順序カテ

---

[4] Y. Kaba, A. Kawaguchi and T. Yanagawa: Factors that are related to reduced visual acuity in male junior high school students and their effects: findings based on cross-sectional study, *Japanese Journal of Public Health*, Vol 57, 165-174, 2010.

190   第7章　断面調査

ゴリカル変数7個，二値変数11個）：親，兄弟，姉妹のメガネ・コンタク
トレンズ使用，照明不十分な環境での学習，学校の机・椅子が身体に合って
いるか，髪の毛が目にかぶさっているか，勉強時間，勉強場所，読書時間，
TVの視聴角度，TVの視聴距離，TVの視聴時間，PC・ゲーム時間，睡眠
時間，週当りの運動日数，食物の好き嫌いはあるか，緑黄野菜を週当り何
回摂取するか，麺類を週当り何回摂取するか，よく噛んで食べるか，肩こ
りがよく起きるか．

- 解析方法：単回帰分析を行い p 値 <0.3 の項を選択し，選択された項を説明
変数とするスプライン型セミパラメトリックロジスティックモデルをデー
タに適用するとともに変数選択をくり返して最適モデルを決定する．併せ
て決定されたモデルの回帰係数から調整オッズ比を算出する．

B. 解析の方針

単変量ロジスティック解析を行い，11個の二値変数の中から p 値 < 0.3 を
満たした4個の二値変数を多変量解析に用いる説明変数（共変量）として選
んだ．また，7個の順序カテゴリカルデータは，同じ p 値条件を満たす以下
の5変数を多変量解析の共変量として用いた．

注意 7.3 p 値 <0.3 の条件について，0.3は大きすぎるのではないかとい
う意見もあるが，一般に単変量解析の p 値が大きい項であっても，他の共変
量との交互作用を通して影響を与えることがあり，しかもその影響は，交互
作用項の p 値がかなり大きくても無視できな場合がある．このため，0.3く
らいが適当と考える．

結局，多変量解析に用いられた共変量は，次の9変数であった．
X_1: TVからの視聴距離 ($X_1=1$, <1.5m; $X_1=1.5$, $1.5 \sim 2.0$m;
　　　$X_1=2$, $2 \sim 2.5$m; $X_1=2.5$, ≥ 2.5m),
X_2: TVの視聴時間 ($X_2=1$, <2時間; $X_2=2$, $2 \sim 3$時間;
　　　$X_2=3$, $3 \sim 4$時間; $X_2=4$, $4 \sim 5$時間; $X_2=5$, ≥ 5時間),
X_3: 1週間の運動日数 ($X_3=0$, <1日; $X_3=1$, $1 \sim 2$日; $X_3=2$, $3 \sim 4$日;

$X_3=3, \geq 5$ 日),

X_4: 勉強時間 ($X_4=0,$ <1 時間; $X_4=1,$ 1 ～ 2 時間;

$X_4=2,$ 2 ～ 3 時間; $X_4=3, \geq 3$ 時間),

X_5: 睡眠時間 ($X_5=6,$ <7 時間; $X_5=7,$ 7 ～ 8 時間;

$X_5=8,$ 8 ～ 9 時間; $X_5=9, \geq 9$ 時間),

X_6: 両親又は兄弟姉妹にメガネ, コンタクトレンズ使用者がいる (Yes, No),

X_7: 髪の毛が目にかぶさっている (Yes, No),

X_8: 不十分な照明の下で学習 (Yes, No),

X_9: TV の視聴角度 (正面, 斜め).

モデルの選択および変数の選択は, 6.4.2 節 A 項, B 項で紹介した手順に従って行われた. その概要は, 以下のとおりである.

第 1 段階 (節点の選択).

節点の候補は, 順序カテゴリーの両端を除く端点とされた. すなわち, 順序カテゴリカル変数 X_1, X_2, X_3, X_4, X_5 の節点の候補はそれぞれ $\{1.5, 2.0\}, \{2, 3, 4\}, \{1, 2, 3\}, \{1, 2, 3\}, \{7, 8\}$ であり, 合計 11 個となる. ロジスティックモデル

$$\log \frac{P(Y = 1 \mid \mathbf{X} = x)}{1 - P(Y = 1 \mid \mathbf{X} = x)} = \beta(x),$$

$$\beta(x) = \beta_0 + \sum_{j=1}^{1} \beta_j X_j + \sum_{j=1}^{5} \sum_{m=1}^{M_j} \beta_{jm}(X_j - a_{jm})_+$$

をデータに当てはめハイブリッド法 (6.4.2 節 B 項) を適用してこれら 11 個の節点の中からモデルに効いている節点を選択する, ただし, a_{jm} は変数 X_j の節点, M_j は X_j の節点の個数である. 男子中学生の視力低下要因調査データで選択された節点は, 次の 4 通りであった.

$$(X_2 - 2)_+, \ (X_3 - 1)_+, \ (X_4 - 1)_+, \ (X_5 - 8)_+.$$

第 2 段階 (交互作用項の選択 1.)

第 1 段階で選択された節点を既知として 36 個の交互作用項 $\{ X_i * X_j;$

192　第 7 章　断面調査

$i < j, \ i, j = 1, 2, \ldots, 9$ } の中からロジスティックモデルに効く交互作用項を選択する．具体的には

$$\beta(x) = \beta_0 + \sum_{j=1}^{9} \beta_j X_j + \beta_{11}(X_2 - 2)_+ + \beta_{12}(X_3 - 1)_+$$
$$+ \ \beta_{13}(X_4 - 1)_+ + \beta_{14}(X_5 - 8)_+$$

に交互作用項 $\{X_i * X_j; \ i < j, \ i, j = 1, 2, \ldots, 9$ } を加えたロジスティックモデルに対してハイブリッド法による変数選択を適用してこれらの交互作用項の中からモデルに効く交互作用項を選択する．

視力低下要因調査データで選択された交互作用項は，次の 4 通りであった．

$$X_1 * X_7, \ X_5 * X_9, \ X_5 * X_8, \ X_3 * X_9.$$

第 3 段階　（交互作用項の選択 2.）
第 1 段階で選択された節点および第 2 段階で選択された交互作用項を既知として，交互作用項

$$X_j * (X_2 - 2)_+, \ X_j * (X_3 - 1)_+, \ \ X_j * (X_4 - 1)_+, \ X_j * (X_5 - 8)_+,$$
$$(j = 1, 2, \ldots, 9)$$

を新たに加えたロジスティックモデルにハイブリッド法による変数選択を適用して，これら新たに加えた交互作用項の中から有効な交互作用項を選択する．男子中学生の視力低下要因調査では，この段階で選択された交互作用項はなかった．

第 4 段階　（交互作用項の選択 3.）
残った交互作用項

$$(X_2 - 2)_+ * (X_3 - 1)_+, \ (X_2 - 2)_+ * (X_4 - 1)_+,$$
$$(X_2 - 2)_+ * (X_5 - 8)_+; \ (X_3 - 1)_+ * (X_4 - 1)_+,$$
$$(X_3 - 1)_+ * (X_5 - 8)_+; (X_4 - 1)_+ * (X_5 - 8)_+$$

表 **7.3** 最終的に選択された共変量，回帰係数の推定値および p 値

要因	推定値	p 値
X_1	-0.75	0.004
X_2	-0.92	0.009
$(X_2 - 2)_+$	0.80	0.049
X_3	-1.30	0.022
$(X_3 - 1)_+$	0.98	0.096
X_4	-0.68	0.027
$(X_4 - 1)_+$	0.86	0.032
X_5	-0.43	0.080
$(X_5 - 8)_+$	1.02	0.021
$X_6(\text{Yes})$	0.56	0.021
X_7	-1.64	0.048
X_8	-3.24	0.072
X_9	-3.54	0.077
$X_1 * X_7$	1.25	0.012
$X_3 * X_9$	0.41	0.136
$X_5 * X_8$	0.38	0.123
$X_5 * X_9$	0.41	0.095

を対象に，第 3 段階と同様にしてハイブリッド法を適用して変数選択を行う．男子中学生の視力低下要因調査では，この段階で選択された交互作用項はなかった．

C. 最終的に選択されたモデル

表 7.3 に最終的に選択されたモデルの共変量（要因），回帰係数の推定値および p 値を与えた．

D. 結果の解釈

D-1. TV の視聴時間

TV の視聴時間 (X_2) と視力低下の関連性について考えてみよう．表 7.3 より X_2 は有意な節点の項 $(x_2 - 2)_+$ をもち（p 値=0.049），他の要因間の交互作用はない．

● 他の変数の値が一定値であるとしたときの，TV 視聴時間が 2 時間未満

194   第 7 章　断面調査

表 **7.4**　TV 視聴時間が 2 時間未満に対する TV 視聴時間の視力低下に関する調整オッズ比

視聴時間	TV 視聴時間/日				
	2 時間未満	2〜3 時間	3〜4 時間	4〜5 時間	5 時間以上
調整オッズ比	1	0.40	0.35	0.31	0.28

$(X_2=1)$ に対する TV 視聴時間の視力低下に関する調整オッズ比を求める. 表 7.3 よりロジスティックモデルは, 次のように表わされる.

$$\log \frac{P(Y=1 \mid X_2=x_2)}{P(Y=0 \mid X_2=x_2)} = \hat{\beta}_0 - 0.92x_2 + 0.80(x_2-2)_+ + A, \quad (7.10)$$

ただし, A は x_2 に依存しない定数である.

● 求める調整オッズ比は

$$\psi_2 = \frac{P(Y=1 \mid X_2=x_2)}{P(Y=0 \mid X_2=x_2)} \Big/ \frac{P(Y=1 \mid X_2=1)}{P(Y=0 \mid X_2=1)}$$

で表わされるから (7.10) 式を代入すると

$$\log \psi_2 = \log \frac{P(Y=1 \mid X_2=x_2)}{P(Y=0 \mid X_2=x_2)} - \log \frac{P(Y=1 \mid X_2=1)}{P(Y=0 \mid X_2=1)}$$
$$= -0.92(x_2-1) + 0.80(x_2-2)_+.$$

よって調整オッズ比は, 次式で与えられる.

$$\psi_2 = \exp\Big(-0.92x_2 + 0.80(x_2-2)_+\Big).$$

表 7.4 に, この式に $x_2 = 1, 2, 3, 4, 5$ を代入して求めた ψ_2 の推定値を与えた. 図 7.3 は, この表のグラフである. 図より, TV の視聴時間が 2 時間未満に対して 2〜3 時間の調整オッズ比は急激に減少し, その後は緩やかに減少することが分かる. 減少のスピードが直線的でなく節点で有意に変化したことの反映である. なお, 視聴時間が増加すると調整オッズ比が減少することの解釈については, 次節を見てほしい.

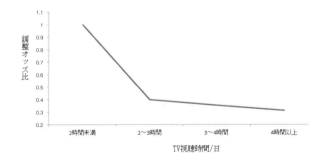

図 7.3 表 7.4 で与えられた視力低下に対する TV 視聴時間/日の調整オッズ比

D-2. TV からの視聴距離

次に，TV からの視聴距離 (X_1) と視力低下のリスクについて考えてみよう．表 7.3 より，X_1 には節点はないが，視力低下は X_1 と X_7 の有意な交互作用が影響していることが分かる．他の変数の値を一定にしたとき，$X_1 = 1$ に対する $X_1 = x$ の視力低下に対する調整オッズ比 ψ_1 は上と同様にして算出すると，次式で与えられる．

$$\psi_1 = \exp\Bigl(-0.75(x-1) + 1.25(x-1)*X_7\Bigr).$$

よって，髪の毛が目にかぶさっていなければ ($X_7 = 0$)

$$\psi_1 = \exp\Bigl(-0.75(x-1)\Bigr),$$

目にかぶさっていれば ($X_7 = 1$)

$$\psi_1 = \exp\Bigl(0.50(x-1)\Bigr).$$

図 7.4 に，髪の毛が目にかぶさっていない場合とかぶさっている各々の場合に，TV からの視聴距離が 1.5 未満に対する視聴距離が x の場合の視力低下の調整オッズ比のグラフを，横軸に距離，縦軸に調整オッズ比をとって与えた．図より，髪の毛が目にかぶさっていない場合のリスクは視聴距離が 1.5m

より大きくなれば単調に減少するが，目にかぶさっている場合は，距離が遠くなれば逆に単調に増加することが分かる．髪の毛が目にかぶさっていないか，いるかで結果が決定的に変わる．この決定的な差異は，距離と髪の毛が目にかぶさっているかの交互作用のため生じたのであるが，交互作用項が有意である（p値=0.012）ことから自信をもって主張できる．この解釈についても次節を見てほしい．

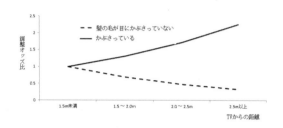

図 7.4 表 7.4 で与えられた視聴距離の視力低下に対する調整オッズ比

D-3. 1週間の運動日数

最後に，1週間の運動日数 (X_3) と視力低下の関連性について考えてみよう．表 7.3 より X_3 は節点 $x_3 = 1$ をもち X_9 との間に交互作用がある．p 値は，それぞれ p 値=0.096, 0.136 である．次の問題が生じる．

- モデル選択で最終的に選択された変数は p 値の大きさ如何にかかわらず結果の解釈に利用するのがよいか．それとも有意水準を 5% とするとき，選択された変数の中 p 値 <5% を満たす変数だけにしぼって解釈する方がよいのかという問題である．
- 医学的知識のサポートがしっかりしていれば，問題提起を兼ねて有意義な結果が得られる方をとればよい．
- そうでない場合は，著者は次の理由から後者を勧めたい．理由は，次の通りである．
- モデル選択に用いた AIC（赤池情報量基準）は，予測を行うことを目的とした開発された変数選択基準である．したがって，モデルを予測に使用す

るのが目的ならば選択された変数の中に p 値が有意水準 5% より大きなものが入っていて外すべきではない．セットとして予測に役立つからである．

● しかしながら，医学の多くの問題では予測より要因の分析が重んじられる．ここでも視力低下の要因が問題とされている．このとき，予測で良い AIC 選択基準が要因の選択でも良い選択基準であるとは限らない．要因の選択を目的とする選択基準の開発が望まれるが，残念ながら，まだ存在しない．本章で導入したハイブリッド選択基準は，AIC と組み合わせることから，予測の面を有している．したがって，要因の分析を目的とするときは，慎重を期して選択された変数の中で有意な変数だけをとり上げて解釈する方を勧めたい．

7.2 第 7 章のエピローグ

本章では，断面調査から得られたデータの解析法を，Kaba ら (2010) の中学生の視力低下の要因分析に関する論文を引用しながら紹介した．

断面調査は，おそらく観察データの中でもっとも頻繁に行われている．単に関連性を研究するのならよいが，要因分析の場合には注意を要する．次の例に見られるように，追跡研究と異なって関連性があっても必ずしも要因とは言えないからである．

本章で紹介した中学生の視力低下要因調査について，まず D-1 で与えられた TV 視聴時間の視力に対する調整オッズ比について考えよう．直観的には，長時間 TV 画面を見るほど視力低下が生じる可能性が強いと思えるにもかかわらず，調整オッズ比で見る限り視力低下のオッズ比は減少している．逆の結果である．しかも，この関連性は有意である（p 値=0.009）．このことから，直観は間違い，長時間の TV 視聴は視力低下を防ぐと言えるであろうか．

視力低下した生徒は疲れが目に出るので長時間 TV を視聴しない，つまり目が悪い生徒は長時間 TV を視聴しない傾向が強いだけのことかもしれない．学校現場で，特に視力低下の生徒に対して行われている長時間 TV を視聴しないようにという指導が効を奏しているのかもしれない．その他，色々な理

198   第7章　断面調査

由が絡み合って起こった可能性がある．断面調査には，このような制約があ
る．有意だからといってそれが要因とは言えないのである．

　同様なことであるが，次にTVからの視聴距離について考えてみよう．髪
の毛が目に入っていない中学生の視力低下のオッズ比はTVからの視聴距離
と有意に関連しており（$p=0.004$），視聴距離が1.5m以内に対する1.5〜2m
の調整オッズ比は0.68，2.0〜2.5mは0.47，2.5m以上は0.32である．この
ことからTVからの視聴距離は視力低下の要因である．視聴距離が1.5〜3m
の範囲で，髪の毛が目にかぶさっていなければ，TVから離れてTVを見る
ほど視力低下のリスクが少ないといえるだろうか．

　1.5〜3mの範囲である．この範囲内でTVから距離が離れているほど視力
低下のリスクが少ないというのは合理的ではない．見方を変えよう．視力低
下した生徒ほど鮮明にTVを見るために近い距離でTVを視聴する傾向が強
いことを表しているいるかもしれない．図7.5に，視聴距離が2.5m以上を
ベースとした場合の視聴距離の調整オッズ比を図示した．この図は，同じ表
7.3から，距離が2.5m以上をベースにとって計算しなおした調整オッズ比を
描いた図にすぎず，本質的には図7.4の点線と同じ図であるが，図7.4とは
全く異なる印象を与え，視力低下した生徒ほど鮮明にTVを見るために近距
離でTVを視聴する傾向が強いという主張を支持するようでもある．

　しかしながら，髪の毛が目にかぶさった生徒は，1.5〜3mの範囲内であっ
ても視聴距離が遠くなるほど視力低下が起こりやすいという解釈は十分な妥
当性をもっている．目にストレスがかかるためである．とすれば，髪の毛が目
にかぶさっていない視力低下した生徒ほど近距離でTVを視聴する傾向が強
いという主張にはあまり説得力はないことになる．

　他方，図7.5は，TVのブラウン管から出ている電磁波が近距離で視聴す
る生徒の視力低下の要因と考える方が妥当であるかもしれない．動物実験を
含めて，そのような報告がいくつか出ているからである．関心がある読者は，
Kabaらの論文（2010）の参考文献を見てほしい．

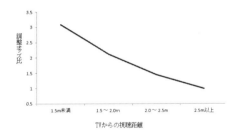

図 7.5 「2.5m 以上」を基準として描いた図 7.4 の点線に対応する曲線

いずれにしても，要因候補が数多くあり，しかもいくつかの項目間に関連性や交互作用があるという複雑多様な環境の下で断面調査によって要因を決定するには限界がある．

本章は，引用させていただいた原論文の筆頭著者である椛 勇三郎医博（久留米大学医学部講師）に丁寧な校閲とコメントを頂いた．心より感謝したい．

第8章 患者対照研究

患者対照研究 (case-control study) とは，疾患の原因に手がかりを得る目的で実施される研究で，疾患に罹った患者の集団と健常者の集団（対照群）を比較して過去にさかのぼって原因と考えられる複数個の生活習慣などの要因についデータを収集して疾患との関連性を調べる研究である．本章では，患者対照研究について紹介する．

8.1 患者対照研究とは

8.1.1 患者対照研究の原理

観察追跡研究とは，ある要因 E と 疾患 D の関連性を調べる研究であって，図 8.1(A) に見られるように E に曝露したヒトからなる集団（E と表す）と E に曝露していないヒトからなる集団（E^C と表す）を一定期間追跡調査して E の中の D の割合と，E^C の中の D の割合を比較し E と D の関連性を明らかにすることを目的とする研究であった．これに対して，患者対照研究は図 8.1(B) に見られるように 疾患 D にり患した（D と表す）ヒトの集団の中の E の割合と，疾患 D にり患していない（D^C と表す）ヒトの中の E の割合を比較することによって E と D の関連性を明らかにすることを目的とする研究である．

記号を用いて患者対照研究と追跡研究の関係を説明をする．

$P(D|E)$: E に曝露した個体が D を発症する確率，

$P(D|E^C)$: E に曝露しなかった個体が D を発症する確率，

$P(E|D)$: D を発症した患者が E に曝露した確率，

$P(E|D^C)$: D を発症しなかった患者が E に曝露した確率

第 8 章 患者対照研究

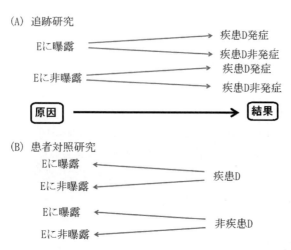

図 8.1 追跡研究と患者対照研究

とおく.このとき

$$P(D^C|E) = 1 - P(D|E), \quad P(D^C|E^C) = 1 - P(D|E^C),$$
$$P(E^C|D) = 1 - P(E|D), \quad P(E^C|D^C) = 1 - P(E|D^C)$$

が成り立つ.

曝露と疾患の関連性を評価する評価尺度として,オッズ比

$$\psi = \left(\frac{P(D|E)}{P(D^C|E)}\right)\left(\frac{P(D|E^C)}{P(D^C|E^C)}\right)^{-1} \tag{8.1}$$

を用いる.オッズ比の時間不偏性から ψ は,次の様に表わされる.

$$\psi = \left(\frac{P(E|D)}{P(E^C|D)}\right)\left(\frac{P(E|D^C)}{P(E^C|D^C)}\right)^{-1} \tag{8.2}$$

この式の右辺の確率 $P(E|D)$, $P(E|D^C)$, $P(E^C|D)$, $P(E^C|D^C)$ は，患者対照研究のデータから推定できる．したがって，評価指標としてオッズ比を用いると，患者対象研究で取られたデータから追跡研究のオッズ比が推定できることになる．また，曝露 E と疾患 D の関連性について命題 7.1 より

$$関連性がない \Longleftrightarrow \psi = 1, \quad 関連性がある \Longleftrightarrow \psi \neq 1$$

であったから，E と D の関連性があるか，ないかを調べるには，次の帰無仮説を対立仮説に対比する検定をすれば良い．

$$帰無仮説 \ H_0 : \psi = 1 \quad 対立仮説 \ H_0 : \psi \neq 1.$$

ここで，ψ は追跡研究の枠組みで定義されたオッズ比であるが，患者対照研究から推定できる (8.2) で与えられた患者対照研究のオッズ比とみておけばよい．

8.1.2 患者対照研究の特徴

A. リスクの予測が出来る

患者対照研究は，すでに疾患 D に罹ってしまった患者から E に関する曝露情報を調べる，つまり結果から原因を調べる研究，いわば後ろ向きの研究である．これに対して，リスクの予測は E に曝露すると疾患 D にり患するリスクがどれほどあるかという原因から結果のリスクを予測する，いわば前向きの問題である．後ろ向きの研究結果から，前向きのリスク予測ができるのであろうか．答えは，できるである．そのカギはオッズ比の時間不偏性である．これによって，上に述べたように前向きのリスク評価尺度として定義されたオッズ比が後ろ向きの患者対照研究から得られたデータから推定できるからである．

タバコの箱には，次のような警告文が書かれている．

疫学的な推計によると，喫煙者は肺がんにより死亡する危険性が非喫煙者に比べて約 2 倍から 4 倍高まります．

204 第 8 章 患者対照研究

約 2 倍から 4 倍高まるというリスクの評価は，どのようにして得られたのであろうか．上の数学記号で表わすと

$$E\ (E^C)：喫煙 （非喫煙）, \qquad D：肺がんによる死亡$$

とするとき，警告文は

$$リスク比 = \frac{P(D|E)}{P(D|E^C)}$$

の推定値が 2 〜 4 であることを意味している．リスク比は前向きの評価指標である．これを直接推定するには，喫煙者群と非喫煙者群の 2 群を設定し，一定期間追跡して両群での肺がん死亡率を比較するという臨床試験を行わなければならないが，このような臨床試験は不可能である．人体実験であること，非喫煙者が肺がんり患する割合は人口 10 万人当りたかだか 100 人以下であることから非喫煙者群に 50 例程度肺がん死亡例を得るためには 5 万人の非喫煙者に協力を求める必要があること，さらに喫煙から肺がんり患まで約 20 年間潜伏期がることが知られており，5 万人を 20 年間以上追跡するなど普通の研究者には不可能ということなどの問題があるからである．

いま，仮に非喫煙群 (E^C) の肺がん死亡者 (D) の割合が 人口 10 万人について 50 人，喫煙群 (E) の肺がん死亡者 (D) の割合が人口 10 万人について 200 人とする．このとき，オッズ比の推定値は

$$\hat{\psi} = \left(\frac{\hat{P}(D|E)}{\hat{P}(D^C|E)} \right) \left(\frac{\hat{P}(D|E^C)}{\hat{P}(D^C|E^C)} \right)^{-1}$$
$$= \left(\frac{200/100,000}{99,800/100,000} \right) \left(\frac{50/100,000}{9,950/100,000} \right)^{-1} = 4.006.$$

これに対して，リスク比の推定値は

$$\frac{\hat{P}(D|E)}{\hat{P}(D|E)^C} = \frac{400/100,000}{100/100,000} = 4$$

で，両者は実質的に同一である．人口 10 万人に対して年間 2,000 人以下のり患が生じる疾患のことを，本書では **希疾患** とよぶことにする．一般に，希疾

8.1 患者対照研究とは 205

表 8.1 人口 10 万人に対する喫煙と肺がんり患の同時分布

喫煙	肺がんり患 Yes	No	計
あり	80	39,920	40,000
なし	30	59,970	60,000
計	110	99,890	100,000

患に対してはリスク比の推定値はオッズ比の推定値と実質的に同一である.

以上のことから, 希疾患に対して症例対照研究で推定されたオッズ比は, リスク比の推定値と見なすことができる. タバコの箱の警告文のリスクは, この様なメカニズムで患者対照研究から推定されているのである.

B. 希疾患のリスク要因について調査ができる

希疾患は, 患者数が少ないため追跡観察研究で, その原因について調査を行うことは難しい. しかし, 患者対照研究は次の例に示されるように, そのリスク要因について調査ができる.

例 8.1 人口 10 万人に対する喫煙と肺がんり患の同時分布が, 表 8.1 で与えられているとする. 表より, 追跡観察調査を行いたいとすると 4 万人の喫煙者群と 6 万人の非喫煙者群を長期間追跡して, やっと統計解析することが出来るだけのイベント (80 例と 30 例の肺がんり患) しか得られないことが分かる.

これに対して, 肺がんり患の患者 110 例と健常者 110 (対照) を集めて患者対照研究を行えば, 表 8.1 を見れば健常者 99,890 人の中に喫煙者が 39,920 人いることが期待できることから 110 人 の健常者を集めて対照群とすれば, 対照群の中の喫煙者数は

$$110 \times \frac{39,920}{99,890} \approx 44$$

人が期待できる. つまり, 表 8.2 が期待できる. この表からなら, 喫煙が肺がんのリスク要因であるかどうかを調べる統計解析ができる.

206 第 8 章 患者対照研究

表 8.2 表 8.1 から期待できる 110 例の患者と 110 例の対照の患者対照研究

群	喫煙 あり	なし	計
肺がんり患	80	30	110
対照	44	66	110

　喫煙が肺がんのリスク要因として疑われ 1950〜1990 年に喫煙と肺がんの関連性を調べる多数の研究が行われた．患者対照研究は，この研究の中で急速に発展し現在，希疾患のみならず医療のあらゆる分野で頻繁に実施されている．

C. バイアスの影響を受けやすい

　患者対照研究で採集される曝露情報は過去の記憶に頼ることが多い．このため記憶のあいまいさから生じるバイアスの影響を受けやすい．また，対照の選択による選択バイアスの影響も受けやすい．年齢，生活習慣，生活環境など患者と同じ背景因子をもつ健常者はいないからである．以下の節で，背景因子の差異を調整する多変量解析法を紹介するが，測定されなかった背景因子，例えば遺伝的な因子の差異などの隠れた影響もあることに留意しておく必要がある．

8.2 サリドマイド薬害事件

　患者対照研究の特徴と限界について，患者対照研究がはじめて我が国で登場したと思われるサリドマイド薬害事件を取り上げて解説する．

A. 事件の概要　サリドマイドは「安全な」睡眠薬として西独で開発され，日本では大日本製薬が 1958 年 1 月 20 日に「イソミン」の名称で販売を開始，1959 年 8 月 22 日には胃腸薬「プロバン」に配合して市販した．妊娠初期に服用すれば胎児に独特の奇形（フォコメリア等）が生じることがわかり，1961 年 11 月 15 日にドイツの W. レンツ博士がサリドマイドが原因と警告し，1961 年 11 月 26 日，西独の製造会社は回収を決定した．1963 年 6 月 28 日に大日本製薬を被告として最初の損害賠償請求が名古屋地裁に提訴された．

表 **8.3**　奇形児をもつ母親と非奇形児をもつ母親のサ剤服用率

群	奇形	非奇形
服用	90	2
非服用	22	186
計	112	188

B. レンツ博士の論文

論文[1]でレンツ博士は，次のような根拠を上げてサリドマイドが奇形の原因と警告した．

- 多種類の組み合わさった新型の奇形である．
- 奇形発生の消長は，サリドマイド販売量のそれと約 9 か月の遅れをもって一致し，奇形児をもつ母親と非奇形児をもつ母親のサ剤服用率は表 8.3 に見られるように 90/112=0.80, 2/188=0.01 と大きな差があった．

B. 杉山論文の主張

論文[2]で杉山 博氏は，次のような論点からレンツ論文を批判し，裁判にも被告側証人として出廷して論文と同じ主張を繰り返し，サ剤と奇形の関連性に疑問を呈した．

論点 1　表 8.3 は，出生の一定期間後に母親の記憶に頼って行われたサ剤服用，非服用を調査した結果である．母親の記憶にどの程度の信頼がおけるのか．しかも，調査者がサ剤が原因であるという確信をあらかじめ持って行った聞き取り調査なら母親の回答は，調査者の確信に引きずられる．

論点 2　非奇形群は，場当りで適当につかまえてきた集団ではないか．例えば，表 8.3 の非服用の行を横にみると，計 208 例中奇形児が 22 例出生したことになるが，この 10% 以上の高率はどうみても到底納得しがたい．

論点 3　表 8.3 に χ^2 検定を行い，χ^2 値が非常に大きいことを論拠に無相関仮説は，著しく小さな危険率で棄却され，サ剤服用，非服用と奇形児の出現，非出現の間に相関あり，といっても，もとのデータが根本的に怪し

---

[1] W. Lenz (1962): Dtsch. Med. Wschr.87, 1232.
[2] 杉山　博 (1969): 日本医事新報，No.2351, 29.

208   第8章　患者対照研究

いものであるから，この検定自体およそ意味のないものになってしまう.

C. 増山，高橋，吉村らの反撃

　杉山 博氏は，当時，阪大工学部教授で品質管理を専門とする統計学の権威であった．患者対照研究の統計解析法は 1959 年に米国国立がんセンターの Nathan Mantel によって開発されたばかりで[3]，我が国の統計学界には伝わっておらず，我が国の統計学者にとって初めての出会いであった．しかしながら，杉山教授の主張はおかしい，と直感した増山元三郎，高橋晄正，吉村　功氏ら数人の統計学者が独学で患者対照研究の奥義を極め原告側証人として権威に立ち向かった．杉山教授の論点に対する彼らの反論は次のようであった.

論点 1 に対する反論　杉山教授の主張は一般的論としては正しい，患者対照研究がもつ一般的な弱点である．しかし，個別的な問題に対してはどのようにして調査が行われたのかきっちり抑えて検討する必要がある．レンツ博士の調査は，そのようなバイアスが生じないように客観性を保つよう十分な配慮が行われている．例えば，表 8.3 の調査だけではなくサリドマイド販売量と奇形発生の消長などの調査も行われている．第一，例え杉山教授の主張のようなことがあっても，奇形群の服用率 (0.80) と非奇形群の服用率 (0.01) にはとても大きな差があり，この差が逆転するほど大きな影響が出るとは考えられない.

論点 2 に対する反論　表 8.3 のデータは，奇形児をもつ母親 112 人と非奇形児をもつ母親に対してサ剤服用，非服用を調査した表であって，非服用の母親 208 人に対して奇形児，非奇形児出産を調査した表ではない．したがって，非服用の母親の奇形児出産率をこの表から算出するのは間違いである．例えば，もし非奇形児を持つ母親 940 人にサ剤服用，非服用を尋ね，服用率が表 8.3 と同じであったとすると表 8.4 が得られる．この表から杉山教授と同様にして非服用群中の奇形の割合を算出すると 22/952＝0.023 となり，杉山教授が算出した奇形率 (22/208＝0.106) とは異なる．つま

---

[3] N. Mantel and W. Haenszel (1959): *Journal of National Cancer Institute* 22, 719-748.

表 **8.4** 奇形児をもつ母親と非奇形児をもつ母親のサ剤服用率

群	奇形	非奇形
服用	90	10
非服用	22	930
計	112	940

り，患者対照研究の 2×2 表から曝露率を算出するのは間違いである．

論点 3 に対する反論　論点 3 の χ^2 検定は，前章で紹介したピアソンの χ^2 検定のことである．当時は，ピアソンの χ^2 検定は断面調査における関連性（独立性）のための検定という認識が一般的であった．杉山教授は，表 8.3 が総対象者 $300(= 112 + 188)$ 名の母親に対してサ剤服用と奇形児出産の関連性を調査した表であるなら χ^2 検定の適用は相応しいが，表 8.3 は 112 名の奇形児出産の母親と，188 名の非奇形児出産の母親に対してサ剤服用を調査した表であるから，比率の均一性の検定を適用すべきであって χ^2 検定の適用は間違いであると主張しているのである．

杉山教授の論点 3 の主張を数式を用いて解説すると，次のようになる．

- A (A^C): サ剤服用（非服用），　B (B^C): 奇形児出産（非奇形児出産）とする．

- このとき，患者対照研究で取られたデータから検定されるべき帰無仮説と対立仮説は

$$帰無仮説: P(A|B) = P(A|B^C),$$
$$対立仮説: P(A|B) \neq P(A|B^C) \tag{8.3}$$

である．

- 与えられたデータを一般的に表 8.5 で表す．このとき，この帰無仮説と対立仮説の有意水準 $\alpha \times 100\%$ の検定は，検定統計量を

$$Z = \frac{\hat{p}_1 - \hat{p}_0}{\sqrt{(1/x_{1+} + 1/x_{0+})\bar{p}(1 - \bar{p})}} \tag{8.4}$$

とするとき，次で与えられる．

210   第 8 章   患者対照研究

表 8.5   データ

群	B	B^C	計
A	x_{11}	x_{10}	x_{1+}
A^C	x_{01}	x_{00}	x_{0+}
計	x_{+1}	x_{+0}	n

$|Z| \geq z_\alpha$ のとき H_0 を棄却,

$|Z| < z_\alpha$ のときのとき H_0 を棄却しない.

ただし

$$\hat{p}_1 = \frac{x_{11}}{x_{1+}}, \quad \hat{p}_0 = \frac{x_{01}}{x_{0+}}, \quad \bar{p} = \frac{x_{+1}}{n}$$

である[4].

- これに対して,独立性の検定の帰無仮説と対立仮説は,次のように表される.

$$帰無仮説: P(A, B) = P(A)P(B),$$

$$対立仮説: P(A, B) \neq P(A)P(B) \tag{8.5}$$

- この仮説の検定に用いる統計量,すなわちピアソンのカイ二乗検定の統計量は表 8.5 の記号を使えば,次のように表される.

$$\chi^2 = \frac{(x_{11} - x_{1+}x_{+1}/n)^2}{x_{1+}x_{+1}/n} + \frac{(x_{10} - x_{1+}x_{+0}/n)^2}{x_{1+}x_{+0}/n}$$
$$+ \frac{(x_{01} - x_{0+}x_{+1}/n)^2}{x_{0+}x_{+1}/n} + \frac{(x_{00} - x_{0+}x_{+0}/n)^2}{x_{0+}x_{+0}/n}. \tag{8.6}$$

- さて,条件付き確率の定義より

$$P(A|B^C) = \frac{P(A, B^C)}{p(B^C)} = \frac{P(A) - P(A, B)}{1 - P(B)}$$

であるから,$P(A|B) = P(A|B^C)$ が成り立つとき

$$\frac{P(A, B)}{P(B)} = \frac{P(A) - P(A, B)}{1 - P(B)}.$$

---

[4] 本シリーズ第 1 巻『バイオ統計の基礎』p.179 参照.

よって，分母を払って整理すると $P(A,B) = P(A)P(B)$ が導かれる．逆に $P(A,B) = P(A)P(B)$ のとき $P(A|B) = P(A|B^C)$ が成り立つことも分かる．したがって (8.3) 式で与えられた比率の均一性の仮説と (8.5) 式で与えられた独立性の仮説は同等である．

- さらに (8.4) 式で与えられた検定統計量の二乗 Z^2 は χ^2 統計量と一致する．これは，次のようにして示すことができる．いま

$$x_{10} - \frac{x_{1+}x_{+0}}{n} = (x_{1+} - x_{11}) - \frac{x_{1+}(n - x_{+1})}{n} = -x_{11} + \frac{x_{1+}x_{+1}}{n}.$$

である．同様にして

$$x_{01} - \frac{x_{0+}x_{+1}}{n} = -x_{11} + \frac{x_{1+}x_{+1}}{n}$$

$$x_{00} - \frac{x_{0+}x_{+0}}{n} = x_{11} - \frac{x_{1+}x_{+1}}{n}.$$

よって，(8.6) 式より

$$\chi^2 = n\left(x_{11} - \frac{x_{1+}x_{+1}}{n}\right)^2 \left(\frac{1}{x_{1+}x_{+1}} + \frac{1}{x_{1+}x_{+0}} + \frac{1}{x_{0+}x_{+1}}\right.$$
$$\left. + \frac{1}{x_{0+}x_{+0}}\right)$$
$$= n\frac{(x_{11}x_{00} - x_{10}x_{01})^2}{x_{1+}x_{0+}x_{+1}x_{+0}}. \tag{8.7}$$

他方，(8.4) 式で与えられた検定統計量の二乗 Z^2 は

$$Z^2 = \frac{(\hat{p}_1 - \hat{p}_0)^2}{(1/x_{1+} + 1/x_{0+})\bar{p}(1 - \bar{p})}.$$

ここで

$$(\hat{p}_1 - \hat{p}_0)^2 = \left(\frac{x_{0+}x_{11} - x_{1+}x_{01}}{x_{1+}x_{0+}}\right)^2 = \left(\frac{x_{00}x_{11} - x_{10}x_{01}}{x_{1+}x_{0+}}\right)^2,$$

かつ

$$(\frac{1}{x_{1+}} + \frac{1}{x_{0+}})\bar{p}(1 - \bar{p}) = \frac{x_{+1}x_{+0}}{nx_{1+}x_{0+}}$$

であるから，これらの式を上式に代入して整理すると Z^2 は (8.7) 式

212   第 8 章　患者対照研究

で表され，χ^2 と一致することが示される．

- つまり，χ^2 検定は比率の検定と同一であり杉山教授の論点 3 は間違いである．

8.3　多変量解析

まず，患者対照研究の多変量解析に用いる条件付きロジスティックモデルの解説を，一般的な枠組みで行い，次にこのモデルを 1 対 M マッチングデータに適用する場合の紹介を行う．

8.3.1　条件付きロジスティックモデル

患者群のサイズ（患者数）を n_1，対照群のサイズを n_0 とする．K 個の要因候補があるとして j 番目の個体の要因候補ベクトルを

$$x_j = (x_{1j},\ x_{2j}, \ldots, x_{Kj})$$

と表す．ただし，$j = 1, 2, \ldots, n_1$ は患者群に属する個体，$j = n_1+1, n_2+2, \ldots, n$ は対照群に属する個体とする $(n = n_1 + n_0)$．患者群と対照群に属する j 番目の個体から x_j が観察される確率を，それぞれ $P(x_j|D)$，$P(x_j|D^C)$ と表すと，データ $x_1,\ x_2,\ \ldots,\ x_n$ が得られる確率は

$$\Pi_{j=1}^{n_1} P(x_j|D)\Pi_{j=n_1+1}^{n} P(x_j|D^C)$$

と表される．

したがって，$x_1,\ x_2, \ldots, x_n$ の中でどれが患者群から得られたかが分からないという条件を付けたとき，$x_1,\ x_2, \ldots, x_{n_1}$ が患者群から，$x_{n_1+1},\ x_{n_1+2}, \ldots, x_n$ が対照群から得られる条件付き確率は

$$L_C = \frac{\Pi_{j=1}^{n_1} P(x_j|D)\Pi_{j=n_1+1}^{n} P(x_j|D^C)}{\Sigma_\ell^* \Pi_{j=1}^{n_1} P(x_{\ell_j}|D)\Pi_{j=n_1+1}^{n} P(x_{\ell_j}|D^C)}, \tag{8.8}$$

で与えられる．ただし，Σ_ℓ^* は，n_1 の取り出し方のすべての組 $(\ell = 1, 2, \ldots \binom{n}{n_1})$ に関する和である．

さて，追跡研究の枠内で $P(D|x)$ を x に曝露したとき疾患 D を発症する確率としてロジスティックモデル

$$\log \frac{P(D|x)}{P(D^C|x)} = \beta_0 + \beta x \tag{8.9}$$

を考えよう，ただし，$\beta = (\beta_1, \beta_2, \ldots, \beta_K)$ である．β_i は，要因候補 x_j に 1 単位曝露したとき疾患を発症する対数オッズ比であり，患者対照研究データからパラメータ β に対する推定・検定を行うのが多変量解析の目的である．

条件付き確率に関するベイズの定理より，(8.9) 式を代入すると

$$P(x|D) = P(D|x)\frac{P(x)}{P(D)} = \frac{\exp(\beta_0 + \beta x)}{1 + \exp(\beta_0 + \beta x)}\frac{P(x)}{P(D)}.$$

同様に

$$P(x|D^C) = \frac{1}{1 + \exp(\beta_0 + \beta x)}\frac{P(x)}{P(D)}.$$

これらの式を (8.8) 式に代入すると

$$L_C = \frac{\Pi_{j=1}^{n_1} \exp(\beta x_j)}{\Sigma_\ell^* \Pi_{j=1}^{n_1} \exp(\beta x_{\ell_j})}. \tag{8.10}$$

この式を最大にする β を求めると，β の**条件付き最尤推定量** が求まる．さらに $H_0\colon \beta_k = 0$ vs. $H_1\colon \beta_k \neq 0$ の検定もできる．

8.3.2 1 対 M マッチングされた多変量データの解析

前節のレンツ博士のデータは，要因をサリドマイド剤に絞った単変量のデータであった．今日のレベルからいえば，母親の年齢，初産か否かなどのサ剤服用と奇形児出産の関連性に影響を与える可能性がある因子，つまり交絡因子の影響を調整した上でサ剤と奇形児出産の影響を評価する方が説得力がある．

A. 1 対 M マッチング

患者対照研究において要因として疑われる因子に関する曝露情報は，多くの場合，本人や周囲の人の記憶に頼らざるをえない．しかし，患者の性別，年

214 第 8 章 患者対照研究

齢，居住地域などの情報は記憶に頼らずに得ることができる．対照を選択するとき，このような因子は患者と同一レベルに合わせるように選択する方がよい．5 章でこのような対照群の選択を釣合せ（マッチング）とよんだ．性別，年齢など一人の患者の M 個の因子と合致させて対照を選択することを **1 対 M マッチング**という．

B. 複数の要因

患者対照研究でも，次の例に見られるように複数の要因候補が研究の対象とされる場合がある．

例 8.1（コホート内患者対照研究）

久留米大学第 3 内科（現心臓・血管内科）は，田主丸（福岡県），牛深（熊本県）両地区で，心臓病の危険因子を決定するため，いわゆる Seven country studies を行っていた．この研究は，久山町研究と同様に 40 歳以上の男女を対象にしたコホート研究で食物（米，魚，野菜など約 40 項目），喫煙，飲酒等，および栄養（タンパク質，脂肪，ビタミン A，ビタミン C 等）に関するデータと心臓病発症に関するデータがとられていた．

このコホート研究の目的は心臓病の危険因子を決定することであったが，20 年有余の追跡期間中にこのコホートで 77 例の胃がんによる死亡者の記録もあった．久留米大学公衆衛生学教室の広畑富雄教授（当時）は，胃がん死亡者のデータを使用して胃がんに関係した食物，栄養を決定する患者対照研究ができることに着目して，胃がん患者に対して，地区，年齢（同年または 1 歳巾），性別をそろえて対照を選択する 1 対 3 マッチングによって対照群を構成した．この研究では，単変量解析の p 値を利用して要因候補のスクリーニングを行い，次の 11 変数が多変量解析の対象とされた．

穀物類，穀物類/総カロリー，タンパク質，動物タンパク質，
動物タンパク質/植物タンパク質，脂肪，動物脂肪，
動物脂肪/植物脂肪，炭水化物，ビタミン A，ビタミン C．

C. データの表現と条件付き尤度関数

K 個の要因候補をもち，1 対 M マッチングされた患者対照研究から得られたデータを数学的に表現する．

マッチングされた組が I 個あるとして，その i 番目の組における患者から得られた要因候補のデータベクトルを

$$x_{i0} = (x_{i01},\ x_{i02}, \dots,\ x_{i0K}),$$

対照から得られた要因候補のデータベクトルを

$$x_{ij} = (x_{ij1},\ x_{ij2}, \dots,\ x_{ijK}), \quad j = 1, 2, \dots M$$

と表す．このとき，i 番目の組について k 番目の要因候補のデータは

(患者，M 個の対照)$=(x_{i0k},\ x_{i1k},\ x_{i2k}, \dots,\ x_{iMk}), \quad i = 1, 2, \dots, I$

と表記されることに注意してほしい．

次に，このようなデータが得られたとき，(8.10) 式で与えられる条件付き尤度関数 L_C を書き表す．

i 番目の組における L_C は，$n_1 = 1,\ n_0 = M$ であるから，上の記号を用いると

$$L_{Ci} = \frac{\exp(\beta x_{i0})}{\sum_{j=0}^{M} \exp(\beta x_{ij})}$$

と表すことができる．よって，全データの条件付き尤度関数は，次式で与えられる．

$$L_C = \prod_{i=1}^{I} L_{Ci} = \prod_{i=1}^{I} \frac{\exp(\beta x_{i0})}{\sum_{j=0}^{M} \exp(\beta x_{ij})} \tag{8.11}$$

$$= \prod_{i=1}^{I} \frac{1}{1 + \sum_{j=1}^{M} \exp\Big(\beta(x_{ij} - x_{i0})\Big)}. \tag{8.12}$$

216 第 8 章 患者対照研究

表 8.6 対応がある比率の 2×2 表：データ

	対照群		
	$X_{11} = 1$	$X_{11} = 0$	計
患者群 $X_{10} = 1$	C	A	
$X_{10} = 0$	B	D	
計			n

D. パラメータ β の解釈

(8.12) 式で与えられた条件付き尤度関数から算出される β の推定量は, 元を正せばロジスティックモデル (8.9) 式の β の推定量である. $x = (x_1, x_2, \ldots, x_K)$ であるから $\beta = (\beta_1, \beta_2, \ldots, \beta_K)$ とおくとロジスティックモデル (8.9) 式は

$$\log \frac{P(D|x)}{P(D^C|x)} = \beta_0 + \beta_1 x_1 + \beta_2 x_2 + \ldots + \beta_K x_K$$

と表されるから, β_j は, x_j 以外の変数の値を一定レベルにそろえたとき x_j が 1 単位増加したときの D に対する x_j の調整対数オッズ比 ψ_j を表す, すなわち, $\beta_j = \log \psi_j$ である.

(8.8) 式を最大にする β, すなわち条件付き最尤推定を求めることは手計算では出来ず PC の計算ソフトを利用することになるが, いずれのソフトでも β_j の推定値, 標準誤差 (SE) および p 値がアウトプットされる. β_j の推定値を $\hat{\beta}_j$, 標準誤差を $\sigma_j = \sqrt{\mathrm{Var}(\hat{\beta}_j)}$ とおく. このとき, 調整オッズ比 ψ_j の推定値は

$$\hat{\psi}_j = \exp(\hat{\beta}_j)$$

その信頼度 95％の信頼区間は近似的に, 次式で与えられる.

$$\exp(\hat{\beta}_j - 1.96\sigma_j) < \psi_j < \exp(\hat{\beta}_j + 1.96\sigma_j).$$

E. $K = 1$ で X_1 が二値変数の場合

要因候補が X_1 だけ, すなわち $K = 1$ で, X_1 が二値変数

8.3 多変量解析   217

表 **8.7**   対応がある比率の 2×2 表：セル確率

| | 対照群 | | |
	$X_{11} = 1$	$X_{11} = 0$	計
患者群 $X_{10} = 1$	p_{11}	p_{10}	p_{1+}
$X_{10} = 0$	p_{01}	p_{00}	p_{0+}
計	p_{+1}	p_{+0}	1

$$
X_1 = \begin{cases} 1 & \text{曝露あり} \\ 0 & \text{曝露なし} \end{cases}
$$

のとき，(8.12) で与えられる条件付き尤度関数 L_C に基づく β_1 の推定・検定問題と，従来の推定・検定問題との関係を考察する．

まず，従来の推定・検定を要約する．要因候補が二値変数 X_1 だけのときの患者対照研究のデータは表8.6 のような 2×2 表に整理することができる．この様な表は，一般に対応がある比率の 2×2 表とよばれ，患者群と対照群の曝露の割合の検定は McNemar の検定が適用される[5]

注意 8.1 本書では原則として対照の添え字を X_0，患者（被験者群）の添え字を X_1 のように表しているが，1 対 M マッチングでは，M 人の対照を一人の患者にマッチングすることによる記号の便宜のため，添え字の 0 と 1 を逆にして対照を X_{11}，患者（被験者群）を X_{10} と表わしていることに注意してほしい．

Mcnamar 検定   McNemar 検定は，次のように解釈することができる．

● 表8.7 を，表8.6 に対応するセル確率の表とする．ただし

$$
p_{1+} = p_{11} + p_{10}, \quad p_{0+} = p_{01} + p_{00},
$$
$$
p_{+1} = p_{11} + p_{01}, \quad p_{+0} = p_{10} + p_{00}
$$

である．このとき，対照に対する患者の曝露のオッズ比は

---

[5] 本シリーズ第 1 巻『バイオ統計の基礎』pp.184-186 参照.

218   第 8 章　患者対照研究

$$\psi_1 = \frac{p_{1+}}{(1 - p_{1+})}\frac{(1 - p_{+1})}{p_{+1}} = \frac{p_{1+}p_{+0}}{p_{0+}p_{+1}}$$

であるが, 患者と対照は互いに独立, いいかえれば X_{10} と X_{11} は互いに独立であるから, オッズ比はさらに, 次のように表わされる.

$$\psi_1 = \frac{p_{10}}{p_{01}}.$$

よって, 帰無仮説：曝露の割合が両群で等しい, と対立仮説：曝露の割合が両群で異なる, は数学的に次のように表わされる.

　　　帰無仮説 H_0：　$\psi_1 = 1$,　対立仮説 H_1：　$\psi_1 \neq 1$.

● 表 8.6 の C, D は患者および対照が同一の値をとる, つまり $x_{11} = x_{01} = 1$, $x_{10} = x_{00} = 1$ の場合である. この場合は, 比較に役に立たない. したがって, ψ_1 の推定・検定はデータ A と B だけを使って行えばよい. つまり, $A + B$ given のときの A の条件付き分布に基づいて行えばよい. このとき ψ_1 の推定量は

$$\hat{\psi}_1 = \frac{A}{B} \tag{8.13}$$

で与えられ, $H_0 : \psi_1 = 1$ vs. $H_1 : \psi_1 \neq 1$ の検定統計量は

$$\chi^2_{Mac} = \frac{(A - B)^2}{A + B}$$

で与えられる. χ^2_{Mac} が McNemar の検定に使われる検定統計量である.

条件付き尤度による推定　次に, (8.12) で与えられる条件付き尤度関数 L_C に基づく β_1 の推定・検定問題を考える. 表 8.6 で与えられたデータを使って L_C を書き直す. X_{10} と X_{11} が同じ値をとるデータは L_C に貢献しないこと, 注意 8.1 に注意すると表 8.6 は, (患者, 対照) が $X_{10} = 1$, $X_{11} = 0$ となる組が A 個, $X_{10} = 0$, $X_{11} = 1$ となる組が B 個あることを表しているから a, b を A, B の実現値とすると L_C は, 次のように表わされる.

$$L_C = \left(\frac{1}{1 + \exp(\beta_1)}\right)^b \left(\frac{1}{1 + \exp(-\beta_1)}\right)^a$$

$$= \left(\frac{1}{1 + \exp(\beta_1)} \right)^b \left(\frac{\exp(\beta_1)}{1 + \exp(\beta_1)} \right)^a.$$

さらに，オッズ比は $\psi_1 = \exp(\beta_1)$ と表されることから

$$L_C = \left(\frac{1}{\psi_1} \right)^b \left(\frac{\psi_1}{1 + \psi_1} \right)^a.$$

よって，L_C を最大にする ψ_1 は (8.13) 式の $\hat{\psi}_1$. また，$H_0 : \psi_1 = 1$ *vs.* $H_1 :$ $\psi_1 \neq 1$ のスコア検定の検定統計量は

$$\left. \frac{d \log(L_C)}{d\psi_1} \right|_{\psi_1 = 1} = \frac{1}{2}(a - b)$$

より $(A - B)/2$ を標準化した

$$T = \frac{A - B}{\sqrt{A + B}}$$

で与えられる．$T^2 = \chi^2_{Mac}$ である．

以上のことから，(8.12) で与えた条件付き尤度 L_C を用いる推定・検定は，対応がある比率の 2×2 表に対する従来の推定・検定法を拡張したものであることが分かる．

F. コンピュータソフトウェア

条件付きロジスティックモデルによる解析ソフトは，例えば SAS 社[6] の PROC PHREG が使える．特に，PROC PHREG による 1 体 M マッチングデータへの適用の仕方について，マニュアル[7] に解説が与えられている．

8.4 適用例

例 8.1 で紹介した久留米大学第 3 内科（現心臓・血管内科）のコホートを利

---

[6] SAS Institute, SAS Campus Srive, Cary, NC 27513, USA.

[7] M.E. Stokes, C.S.Davis and G. Koch : *Categorical Data Analysisi using the SAS System, 2nd Edition*, SAS Institute Inc., Books by Users, Cary, NC 27513, USA (2003).

220 第8章 患者対照研究

表 **8.8** 5 変数間の相関行列

	C/TC	AF/VF	CH	VA	VC
C/TC	1	−0.29	0.22	−0.04	−0.19
AF/VF		1	−0.02	−0.07	−0.05
CH			1	−0.06	0.15
VA				1	0.58
VC					1

用して行われたコホート内患者対照研究データの解析を紹介する. この研究
は, 地区, 年齢, 性をマッチして行われ (1 対 3 マッチング), 11 変数が多変
量解析の対象とされた. これら 11 変量の中には, タンパク質, 動物タンパク
質, 動物タンパク質/植物タンパク質等関連性が強い変数が含まれている. 関
連性が強い変数をロジスティックモデルに入れて解析すると正しい解析結果
を得ることが出来ない (1.2.2 節, 3 章例 3.4 などを参照) ため, これら 11 変
数の中から, 次の 5 変数を選んで, 上で解説した条件付きロジスティックモ
デルを適用して多変量解析を行った.

① 穀物類/総カロリー (C/TC), ② 動物脂肪/植物脂肪 (AF/VF),

③ 炭水化物 (CH), ④ ビタミン A (VA), ⑤ ビタミン C (VC).

表 8.8 は, これら 5 変数の相関を患者データから推定した相関行列である.
VA と VB 間に比較的高い相関 (ピアソン相関係数=0.58) があるが, 当時
VA, VC のがん予防効果が喧伝されていたことから, そのエビデンスを見た
いという医師の要望で敢えてモデルに入れた.

A. 条件付き尤度による解析

データに条件付き尤度 L_C を適用して β の推定を行った. β の推定値と調
整オッズ比 $\psi = \exp(\beta)$ の推定値を表 8.9 に与えた. 表より, 胃がんに対す
るリスク要因の候補として取り上げた変数の調整オッズ比はいずれも 1 に近
く, この研究からはめぼしい結果は得られそうにないことが示唆された.

Mantel-Haenszel タイプ解析

ビタミン C (VC) とビタミン A (VA) の摂取量の間にはかなり大きな相関が

表 8.9　解析結果と調整オッズ比

	β の推定値	調整オッズ比
C/TC	0.017	1.02
AF/VF	0.297	1.35
CH	0.011	1.01
VA	-0.007	0.99
VC	-0.001	1.00

あった ($r = 0.58$) ため, VA の摂取量を 0-500μgRAE/日, 500-1,000μgRAE/日, 1,000-2,000μgRAE/日, 2000μgRAE/日以上の四つの層に層別し, VC と表 8.9 で調整オッズ比が比較的に大きかった AF/VF をとり上げて, AF/VF と VC を変数として持つ条件付き尤度 L_C を VA の各層のデータに適用して Mantel-Haenszel タイプの解析を行った. 考え方は, 次のとおりである.

● 層を表すパラメータ α_h, $h = 1, 2, 3, 4$, を導入する. 患者と対照の組の I セットのうち第 h 層に属するセットの集合を S_h で表す.

● 第 h 層の条件付き尤度を

$$L_C^{(h)} = \prod_{i \in S_h} \frac{1}{1 + \sum_{j=1}^{M} \exp\left(\alpha_h + \beta(x_{ij} - x_{i0})\right)}$$

と修正する. 修正のポイントは層の影響を α_h だけでとらえ, β は各層で共通としておくことである. このとき全セットの修正条件付き尤度は

$$L_C^* = \prod_{h=1}^{4} L_C^{(h)} \tag{8.14}$$

で与えられるので, この式を最大にする β を求める. この推定量を **Mantel-Haenszel タイプの条件付き推定量**とよぶ. また, この修正条件付き尤度に基づく H_0: $\beta = 0$ vs. H_1: $\beta \neq 0$ の検定を **Mantel-Haenszel タイプの条件付き検定**とよぶ.

表 8.10 に, 修正条件付き尤度関数 L_C^* を最大にして求めた β の Mantel-Haenszel タイプの推定量の値, 標準誤差および p 値を与えた. 表より AF/VF (動物脂肪/植物脂肪) は胃がんと有意水準 5% で有意な関連性があるが (p 値

222   第 8 章　患者対照研究

表 **8.10**　VA で層別したときの Mantel-Hanszel タイプの解析結果

	β の推定値	標準誤差	t 値	p 値	要約オッズ比
AF/VF	0.2574	0.1280	2.01	0.044	1.29
VC	-0.0017	0.0035	-0.49	0.688	1.00

=0.044)，VC（ビタミン C）が胃がんと関連性があるというエビデンスは見られない（p 値=0.69))．

8.5　第 8 章のエピローグ

　患者対照研究は結果から原因を探索する，いわば原因–結果逆向きの研究である．医学の世界では，サリドマイド，水俣病，イタイイタイ病など疾患が発生した後にその原因を探り，疾患の発生を抑えるという原因–結果逆向き研究は日常茶飯事に行われてきたが，これを体系化し予測の立場から理論化したのは Jerome Cornfield，Nathan Mantel など，第 2 次世界大戦中アメリカ合衆国軍隊で砲撃の精度評価や改善等に係り戦後合衆国国立がん研究所に職を得た若い研究者の貢献が大きい．中でも Jerome Cornfield のオッズ比の時間不偏性の発見は，後ろ向きの患者対照研究から前向きのリスク予測を可能にする画期的な発見であった．

　他方，近代数理統計学の創始者として高名な R.A. Fisher やネイマン–ピアソンの基礎定理で知られる Jerzy Neyman は患者対照研究に批判的であった．Fisher は，患者対照研究の方法論よりも患者対照研究で明らかにされた喫煙と肺がんとの関連性を死を迎えた 1962 年まで精力的に否定した．Neyman は，当初方法論そのものを否定したが，数年後方法論の妥当性を認めるに至っている．

　ともあれ患者対照研究は，ヒトを対象とする医学研究では不可欠の研究法であるとはいえ，観察研究の中で最もバイアスの影響を受けやすい研究であることは疑いない．著者が在籍した米国国立がん研究所環境疫学部では当時オッズ比が 2 以上でなければ，例え統計的に有意であっても結果を真剣に考えないというコンセンサスが研究者の間でできていた．

ちなみに，柳川[8]は第3の因子を無視した 2×2 表のオッズ比（粗オッズ比）を ψ_C とし，第3の因子で調整したときの共通オッズ比を ψ とするとき，疫学などの多くの実際の問題で不等式

$$0.64\psi_C/e^{|\gamma|} < \psi < 1.56\psi_C$$

が成り立つことを示している．したがって，いくらバイアスがあっても

$$1.56e^{|\gamma|} < \psi_C$$

なら $\psi > 1$ である．特に $\gamma = 0$ のときは粗オッズ比が 1.56 より大きければ調整オッズ比 > 1 である．つまり，米国国立がん研究所環境疫学部の経験的コンセンサスを数学的に裏付けている．なお γ は，第3の因子で層別して得られる二つの 2×2 表のオッズ比をそれぞれ ψ_1，ψ_2 と表すとき

$$\gamma = \log\psi_1 - \log\psi_2$$

で与えられるオッズ比の不均一の度合いを表すパラメータである．

---

[8] 『離散多変量データの解析』（共立出版）p.63 参照．

索 引

記号・数字

1 対 M マッチング　214

アルファベット

Cox 比例ハザードモデル (Cox's
　proportional hazard model)　165
Mantel-Haenszel 推定量　125
Mantel-Haenszel タイプの条件付き検
　定　221
Mantel-Haenszel タイプの条件付き推
　定量　221

あ行

イベント (event)　24
イベント新発生率 (incidence rate)　24
イベント発生までの時間 (time to
　event)　24
イベント発生率　24
イベント非生発生関数 (event-free
　function)　24
ウエイト (weight)　28
打ち切り (censored)　47
オッズ比 (odds ratio)　59, 114
オッズ比の層間安定性　116
オーバーマッチング (over matching)79

か行

回帰係数 (regression coefficient) 69, 89
回帰直線 (regression line)　89

介入研究 (intervention sdudy)　1
過剰リスク　58
偏り（バイアス）　2
カプラン–マイヤー生存率曲線　52
観察研究 (observational study)　1
観察人年 (person year)　49
間接法　31
関連性 (association)　91
危険曝露人口　23
希疾患　204
基準人口　29
偽薬　2
強意の無視可能 (stlongly ignorable)
　109
共通オッズ比 (common odds ratio) 71,
　128
共変量　164
傾向スコア (propensity score)　14, 130
効果の評価指標　103
交互作用項 (interaction term)　69
交叉検証法 (cross validation)　20
交積比 (cross product ratio)　114
交絡因子 (confounding factor)　12
交絡因子である　123
交絡因子でない　123
コホート研究 (cohort study)　145

さ行

再現性　98
サイズ　37
最尤推定値 (maximum likelihood
　estimate)　38

226　索　引

最尤推定量 (maximum likelihood estimator)　39
最尤法 (method of maximum likelihood)　35
時間依存共変量　164
時間不変性 (time invariant)　115
試験薬群 (treated group)　2, 98
島　82
重回帰モデル (multiple regression model)　89
順序カテゴリカル変数　187
条件付き確率 (conditional probability)　25
条件付き最尤推定量　213
情報バイアス　3
シンプソンのパラドクス　13
スプライン関数 (Spline function)　166
生存関数　24
精度 (precision)　39
正の相関がある　11
絶対リスク (absolute risk)　54
節点（ノット）(knot)　166
切片 (intercept)　69
セル確率表　54
センサード　47
選択バイアス (selection bias)　8, 98
層化釣合せ (stratified matching)　124
相関行列　86
相関係数 (correlation coefficient)　82
粗死亡率 (crude mortality rate)　29

た行

対照群 (control group)　2, 98
対数尤度関数 (log likelihood function)　38
大母集団　31
多重共線性　148
脱落 (withdrawal)　47
探索的データ解析 (Exploratory Data Analysis)　20
単変量解析　179

調整オッズ比 (adjusted odds ratio)　68
超リスク母集団　105
直接法　29
釣り合っている (balancing)　110
釣合せスコア (balancing score)　110

な行

二項分布　37
二重目隠し試験，あるいは二重盲検試験 (double blind test)　3
年間イベント発生率　48
年間罹患率　48
年齢調整死亡率 (age-adjusted mortality)　29

は行

バイアス (bias)　95, 97
バイアスの大きさ　97
背景因子　2
バークソンのパラドクス (Berkson's paradox)　63
ハザード関数 (hazard function)　164
発生率　32
パラメータ　34
ピアソンのカイ二乗検定 (Pearson's chi squared test)　184
ピアソンのカイ二乗統計量　184
ピアソンの相関係数 (Pearson's correlation coefficient)　83
比較可能 (comparable)　110
評価指標　23
評価の指標　41
標準化死亡比 (standardized mortality ratio, SMR)　32
標準誤差 (standard error: SE)　39
普遍性　98
プラセボ　2
分布関数 (distribution function)　24
平均への回帰 (regression to the mean)　8

ベルヌイ試行 (Bernoulli trial) 35
偏相関行列 86
偏相関係数 (partial correlation
　coefficient) 86

ま行

マッチさせる (maching) 110
マンテル–ヘンツェル
　(Mantel-Haenszel) 法 72
無作為化 (ランダム化) 二群並行比較
　試験 2

や行

有効率の差 54
尤度関数 (likelihood function) 38
有病率 (prevalence rate) 33

ら行

ランダム化割付け 2
ランダムサンプリング (random
　sampling) 10, 100
ランダム割り付け (random
　assignment) 100
り患率 (incidence rate) 33
リスク差 (risk difference) 54
リスク集合 (risk set) 52
リスク比 (risk ratio) 55
リスク母集団 (population at risk) 23
臨床研究の 3 原則 99
臨床的観察研究 3
ロジスティック回帰モデル (logistic
　regression model) 69
ロジスティックモデル (logistic model)
　69

著 者 略 歴

柳川　堯（やながわ　たかし）
1966 年　九州大学大学院理学研究科修士課程（統計数学）修了
1970 年　同校 理学博士
1975 年　オーストラリア CSIRO 上級研究員
1977 年　米国立がん研究所客員研究員
1981 年　米国立環境健康科学研究所客員研究員
1982 年　ノースカロライナ大学準教授
1992 年　九州大学教授（理学部）
1993 年　国際統計教育センター（インド）客員教授
1996 年　九州大学大学院（数理学研究院）教授
2004 年　久留米大学バイオ統計センター所長，教授を歴任し
　　　　　現在，客員教授

日本計量生物学会賞（平成 17 年）
日本統計学会賞（平成 19 年）
日本計量生物学会功労賞（平成 23 年）

主な著作は以下の通り

『離散多変量データの解析』（共立出版，1986）
『統計科学の最前線』（九州大学出版会，2003）
『環境と健康データ：リスク評価のデータサイエンス』（共立出版，2002）
『統計数学』（近代科学社，1990）
『バイオ統計基礎：医薬統計入門』（荒木由布子と共著）（近代科学社，2010）
『サバイバルデータの解析：生存時間とイベントヒストリーデータ』（赤澤宏平と共著）
（近代科学社，2010）
『看護・リハビリ・福祉のための統計学』（6 人の著者の中の一人）（近代科学社，2011）
『医療・臨床データチュートリアル』（近代科学社，2014）

バイオ統計シリーズ 5

観察データの多変量解析
—— 疫学データの因果分析 ——

ⓒ 2016 Takashi Yanagawa

Printed in Japan

2016 年 5 月 31 日　初 版 発 行

著　者	柳　川	堯
発行者	小　山	透
発行所　　株式会社 近代科学社		

〒 162-0843　東京都新宿区市谷田町 2-7-15
電 話　03-3260-6161　振 替　00160-5-7625
http://www.kindaikagaku.co.jp

藤原印刷　　　　　　　ISBN978-4-7649-0505-4
定価はカバーに表示してあります.

The Institute of Statistical Mathematics
ISMシリーズ: 進化する統計数理

統計数理研究所 編
編集委員 樋口知之・中野純司・丸山 宏

1. マルチンゲール理論による統計解析
著者：西山陽一
B5変型判・184頁
定価(3,600円＋税)

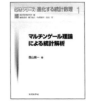

2. フィールドデータによる統計モデリングとAIC
著者：島谷健一郎
B5変型判・232頁
定価(3,700円＋税)

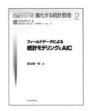

3. 法廷のための統計リテラシー
―合理的討論の基盤として―
著者：石黒真木夫・岡本 基・椿 広計
　　　宮本道子・弥永真生・柳本武美
B5変型判・216頁
定価(3,600円＋税)

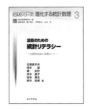

4. 製品開発ための統計解析入門
―JMPによる品質管理・品質工学―
著者：河村敏彦
B5変型判・144頁
定価(3,400円＋税)

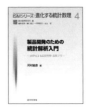